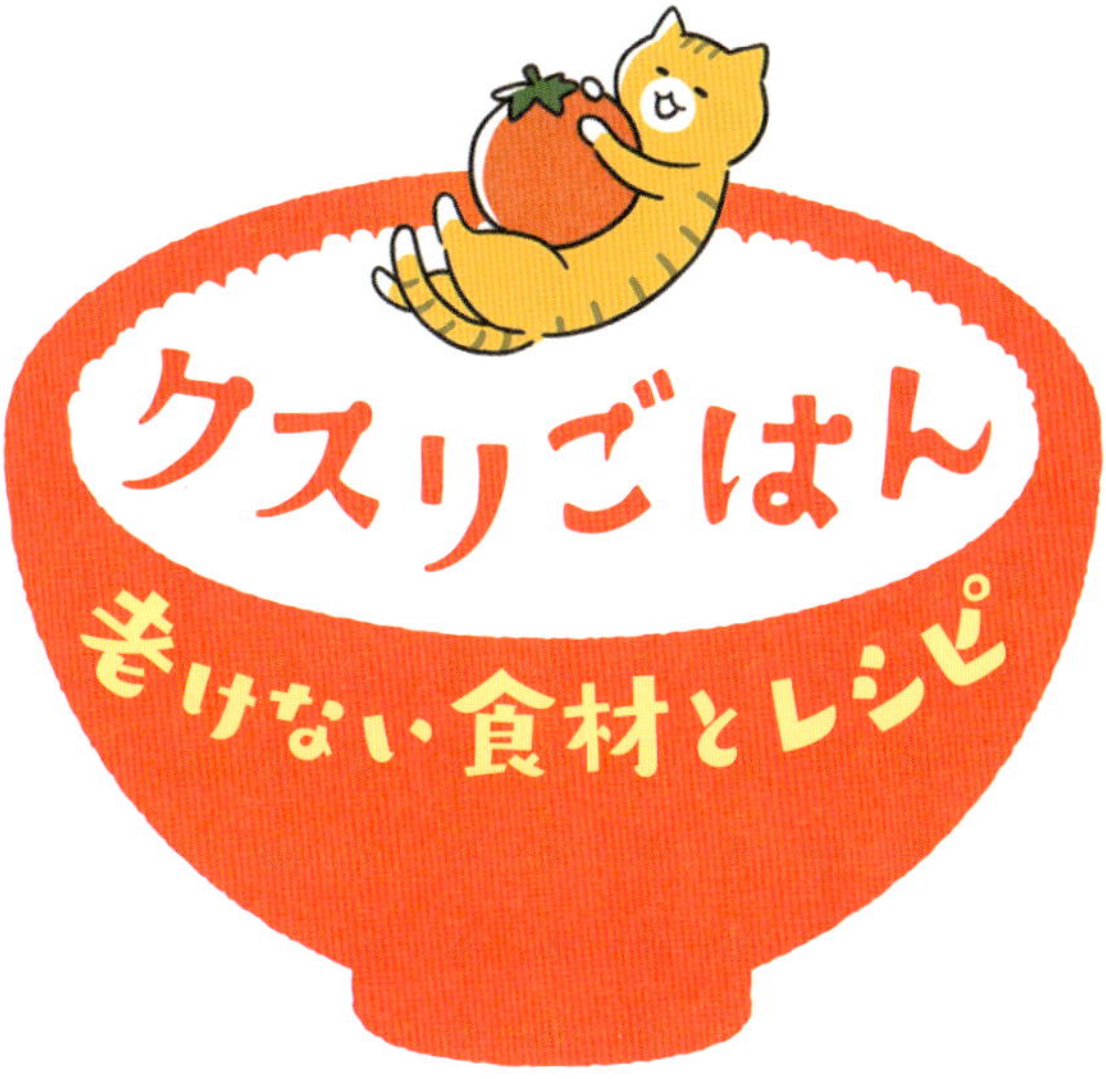

クスリごはん
老けない食材とレシピ

監修：白澤卓二（医学博士）

絵：ねこまき（にゃんとまた旅）

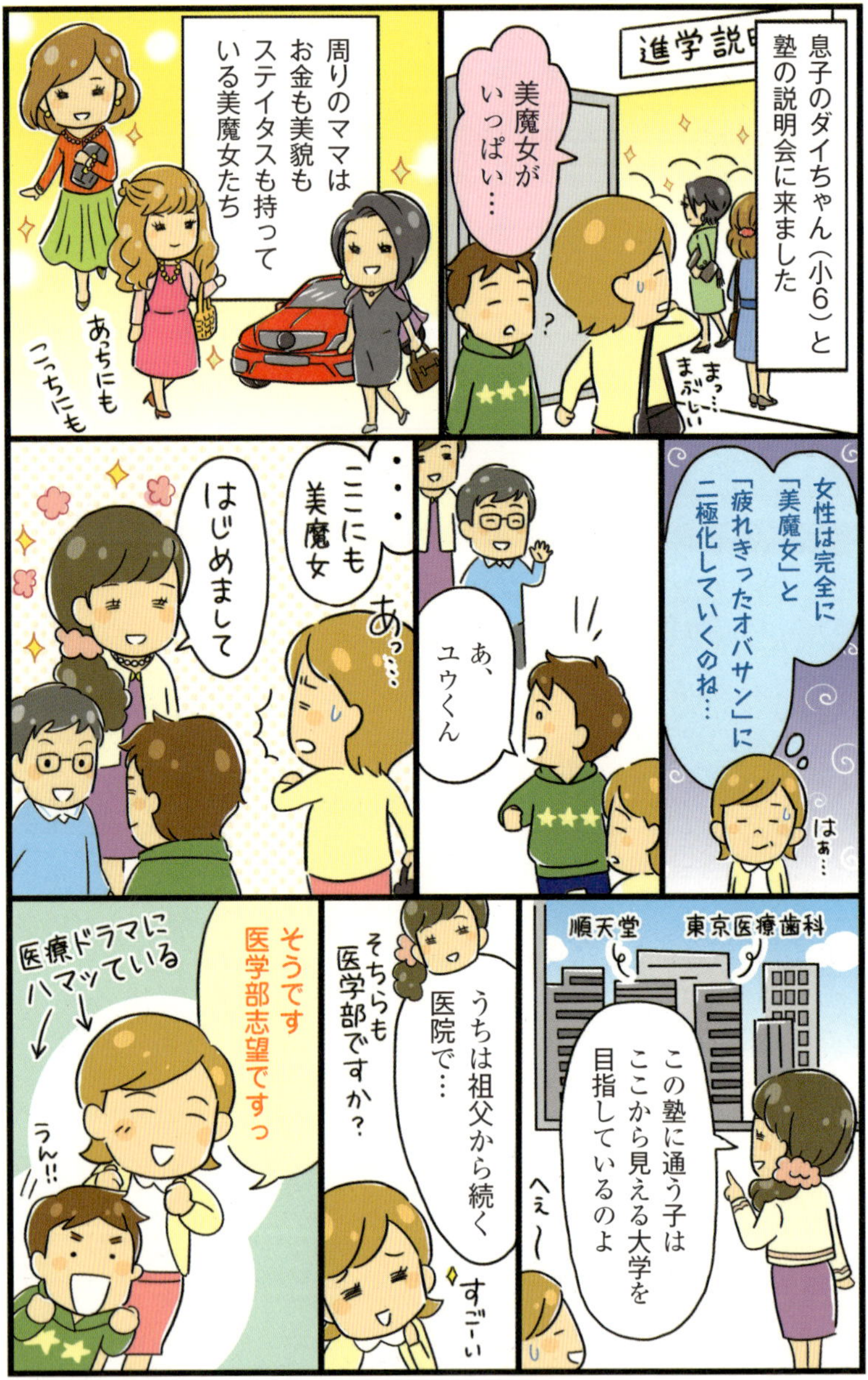
息子のダイちゃん（小6）と塾の説明会に来ました
進学説明
美魔女がいっぱい…
？
まっ…まぶしい
周りのママはお金も美貌もステイタスも持っている美魔女たち
あっちにもこっちにも
女性は完全に「美魔女」と「疲れきったオバサン」に二極化していくのね…
はぁ…
あ、ユウくん
…ここにも美魔女
あっ…
はじめまして
順天堂
東京医療歯科
この塾に通う子はここから見える大学を目指しているのよ
へぇ〜
うちは祖父から続く医院で…
そちらも医学部ですか？
すご〜い
そうです医学部志望ですっ
医療ドラマにハマッている
うん!!

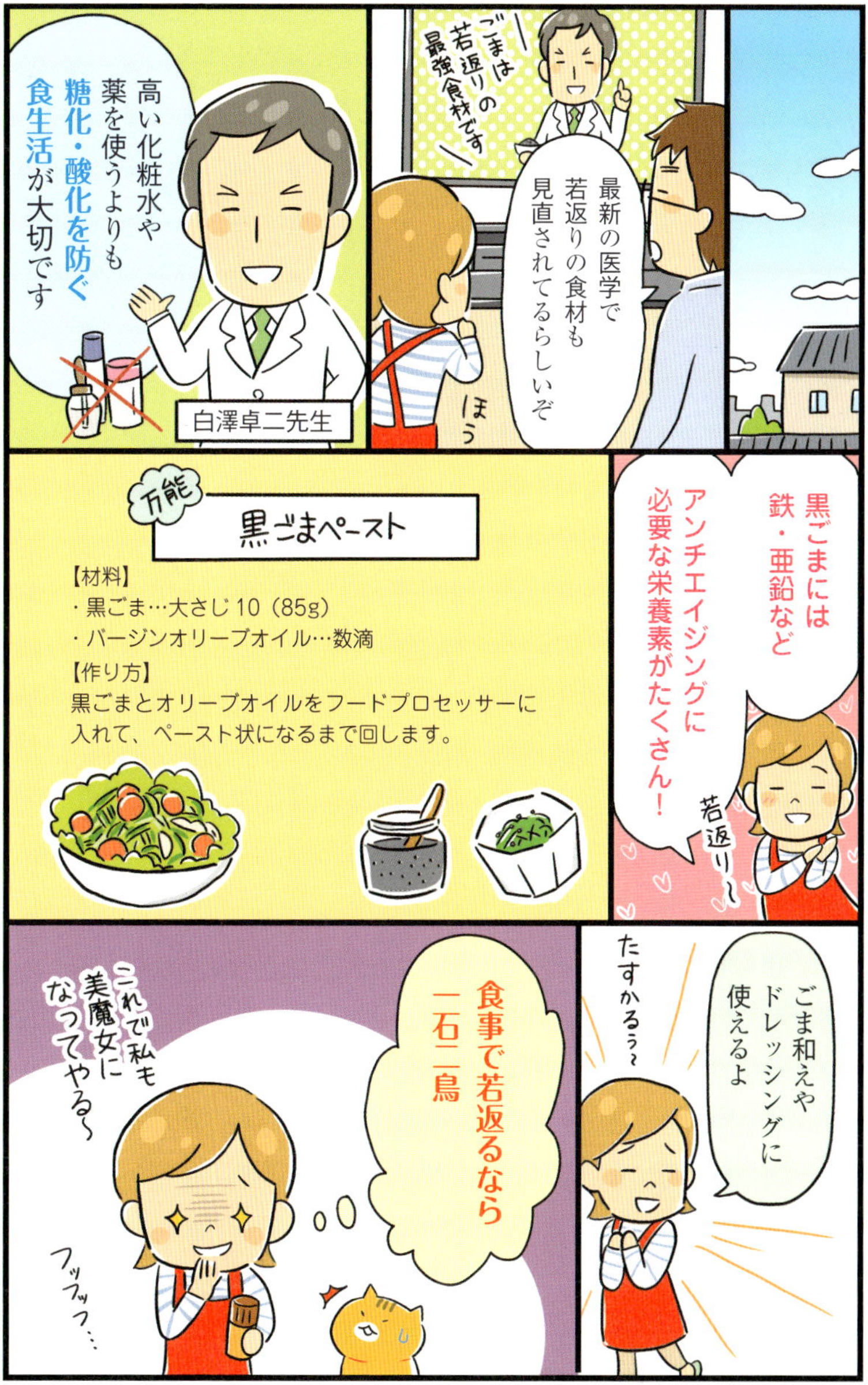
ごまは若返りの最強食材です
最新の医学で若返りの食材も見直されてるらしいぞ
ほう
高い化粧水や薬を使うよりも糖化・酸化を防ぐ食生活が大切です
白澤卓二先生
黒ごまには鉄・亜鉛などアンチエイジングに必要な栄養素がたくさん!
若返り〜
万能
黒ごまペースト
【材料】
・黒ごま…大さじ10（85g）
・バージンオリーブオイル…数滴
【作り方】
黒ごまとオリーブオイルをフードプロセッサーに入れて、ペースト状になるまで回します。
ごま和えやドレッシングに使えるよ
たすかるぅ〜
食事で若返るなら一石二鳥
これで私も美魔女になってやる〜
フッフッフ…

第1章　老けない食材とレシピ

焦げない（抗糖化）　小松菜・レモン …… 14

AGEsを減らす食材　きのこ類・非熟成チーズ …… 16

血糖値の上昇を抑える　オリーブオイル・やまいも・玄米・ゴボウ …… 18

●血糖値を上げない食事のコツ …… 20

サビない（抗酸化）　アボカド・アーモンド・トマト・ブロッコリー
ごま・ビーツ・鮭・緑茶 …… 22

●フィトケミカルで老けない体 …… 26

肌の老化防止　パプリカ・卵・トマト・塩麹 …… 28

肌荒れ　納豆・さつまいも・ブロッコリースプラウト・水菜 …… 30

乾燥肌　オリーブオイル・キムチ・レンコン・サバ …… 32

シミ・美白　春菊・シソ・カボチャ・ヨーグルト …… 34

シワ　こんにゃく・ゆず・高野豆腐 …… 36

くすみ　イワシ・タコ・レバー …… 38

むくみ　小豆・柿・キュウリ …… 40

たるみ　大豆・手羽先・マカダミアナッツ・じゃがいも …… 42

毛穴　マグロ・鶏肉・さやいんげん・ピーマン …… 44

目の下のクマ　アサリ・プルーン・パセリ …… 46

髪の傷み　チーズ・羊肉・大豆・カキ …… 48

白髪　ひじき・レバー・海藻類 …… 50

抜け毛　エビ・もずく・アスパラガス・ハチミツ …… 52

デトックス　タマネギ・パクチー・ミョウガ・昆布
梅・ローズマリー・ニンニク・わさび …… 56

貧血　赤身肉（牛・豚）・切り干し大根・カツオ・プルーン …… 60

冷え性　カボチャ・ショウガ・酒粕・ニンニク …… 62

頻尿　やまいも・黒ごま・ぎんなん …… 64

うつ　クルミ・セロリ・バナナ・チーズ …… 66

月経痛　アーモンド・ミョウガ・シナモン …… 68

月経不順　セロリ・ゴボウ・黒豆 …… 70

子宮筋腫　きくらげ・ニラ …… 72

更年期障害　イワシ・豚肉・納豆・カリフラワー …… 74

めまい　牛肉・梅・マグロ …… 76

● 歯周病の予防方法 …… 78

第２章　生活習慣病に効く食材とレシピ

食欲不振　なめこ・トマト …… 84

● みそ汁で不調は治せる …… 86

胃もたれ　キャベツ・らっきょう・大根・モロヘイヤ …… 88

吐き気　梅・シソ・キュウリ・柿 …… 90

下痢　りんご・みそ・ナツメグ …… 92

便秘　ゴボウ・きのこ類・キムチ・おから …… 94

疲労回復　豚肉・鶏むね肉・もやし・納豆 …… 96

だるさ解消　酢・アスパラガス・甘酒（米麹） …… 98

脳の疲労回復　納豆・チョコレート・ウコン・グレープフルーツ …… 100

肩こり　タコ・酒粕・枝豆・ニンニク …… 102

腰痛　オクラ・レバー・手羽先・ひじき …… 104

睡眠不足　牛乳・ショウガ・麦飯・レタス …… 106

目の疲れ　ブルーベリー・ニンジン・ウナギ …… 108

目の老化防止　ほうれん草・納豆・シジミ・アボカド …… 110

花粉症　ヨーグルト・きのこ類・タマネギ・バナナ …… 112

高血圧・血栓予防・動脈硬化　アジ・タマネギ・トマト・アスパラガス …… 114

心臓の老化防止　赤ワイン・パプリカ・ナス ……… 116
肥満予防　玄米・アーモンド・ブロッコリー・きのこ類 ……… 118
骨粗しょう症　牛乳・チーズ・ヨーグルト ……… 120
筋力アップ　牛肉・マグロ・卵 ……… 122
腸内環境アップ　きのこ類・酢 ……… 124
免疫力アップ　バナナ・大根・キャベツ ……… 126
がん予防　ブロッコリースプラウト・みかん・ニンニク・ナッツ ……… 128
●ケトン式ダイエット ……… 130

第３章　ボケない食材とレシピ

記憶力アップ　イワシ・アーモンド・大豆食品・レバー ……… 136
脳の老化を防ぐ　鮭・チーズ・タラコ ……… 138
認知症を予防する　芽キャベツ・アンチョビ・ココナッツオイル ……… 140
脳機能の低下を抑制する　ブロッコリー・ごま ……… 142
●認知症予防に効く魚と注意する魚 ……… 144
アルツハイマー病のリスクを抑える食材　オレンジ・ザクロ・カキ ……… 146
アルツハイマー病のリスクを抑える飲みもの
　コーヒー・ウコン・紅茶・ハーブティー ……… 150
アルツハイマー病のリスクを抑える油
　オリーブオイル・ココナッツオイル・えごま油・亜麻仁油 ……… 152
●老化防止に貢献する油 ……… 154
寝たきり防止　鶏肉・レモン・ひじき ……… 156
炎症を防ぐ　セロリ・チンゲン菜 ……… 158
腸内環境を改善する　塩麹・キムチ・甘酒・コンブチャ ……… 160
●ボケない生活習慣 ……… 162

第4章　賢くなる食材とレシピ

ケトン食ってなに？ …… 168

集中力がつく　豚肉・青魚・卵 …… 170

判断力アップ　ヨーグルト・大豆製品 …… 172

脳を活性化　オリーブオイル・亜麻仁油 …… 174

脳の劣化予防　ブロッコリースプラウト・ナス・トマト・レモン …… 176

注意力アップ　ココナッツオイル・ココナッツミルク …… 178

イライラ・ストレスに強くなる　しらす・ココア・クルミ …… 180

食欲を抑える　ナッツ・卵・チーズ …… 182

腸内環境を整える　こんにゃく・海藻類・きのこ類 …… 184

免疫力アップ　キムチ・みそ …… 186

- 本書で紹介している食品は、それぞれ健康維持・病気予防に役立つ栄養成分を持っていますが薬品ではありません。症状がひどい場合は必ず医師や病院に相談してください。
- 本書のレシピは、体に必要な栄養素が不足している場合は有効に働きますが、特定の栄養素ばかりを過剰に摂取しても疾病が治癒したり、より健康が増進するものではありません。栄養素をバランスよく摂ることが必要です。

登場人物紹介

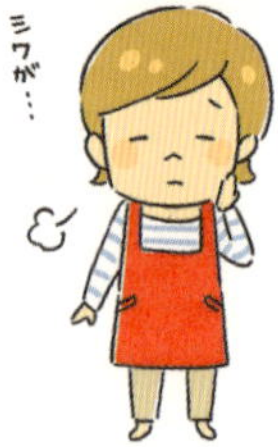

ケロミ

家族の健康は食事で守ろうと大奮闘のママ。美魔女に憧れ、日夜努力をはじめる。

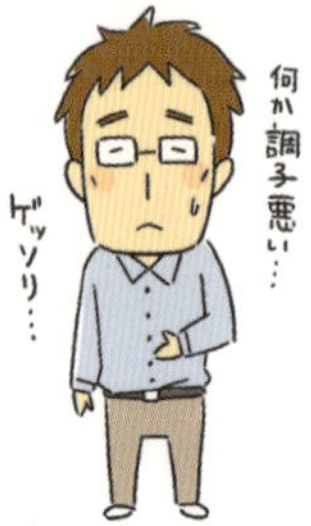

ヒロシ

食べ＆飲み過ぎがちなお調子ものパパ。部長に抜擢で、絶好調だが疲れもピークに。

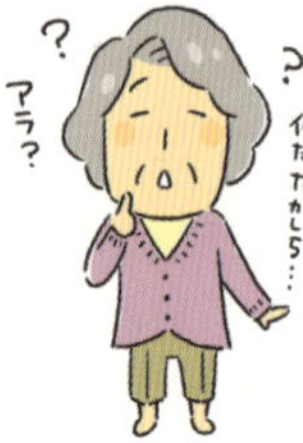

ばーば

ヒロシの母。頼りになる知恵袋的存在。もの忘れを気にして短歌の会も休みがち。

プーリン

中学３年生の長女。部活のテニスに打ち込みながら、受験にもガッツを見せるか!?

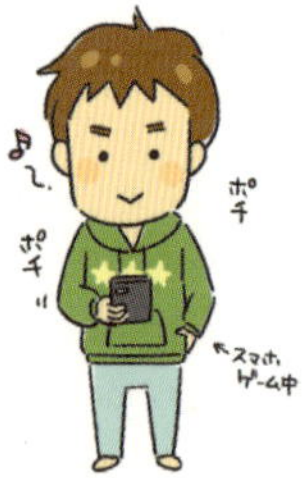

ダイちゃん

小６の長男。中学生を前に医学部受験を目指して、塾に通いはじめたが…。

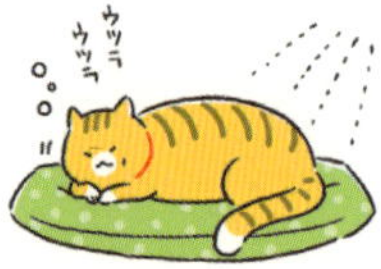

にゃんこ先生

家族みんなのアイドルのおじいちゃん猫。つまみ食いが得意。御年 25 歳。

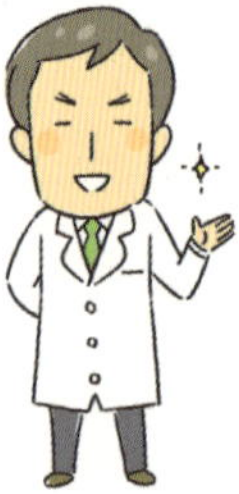

白澤卓二先生

家族が頼りにしている、アンチエイジングと健康長寿の専門のお医者様。

第1章
老けない食材とレシピ

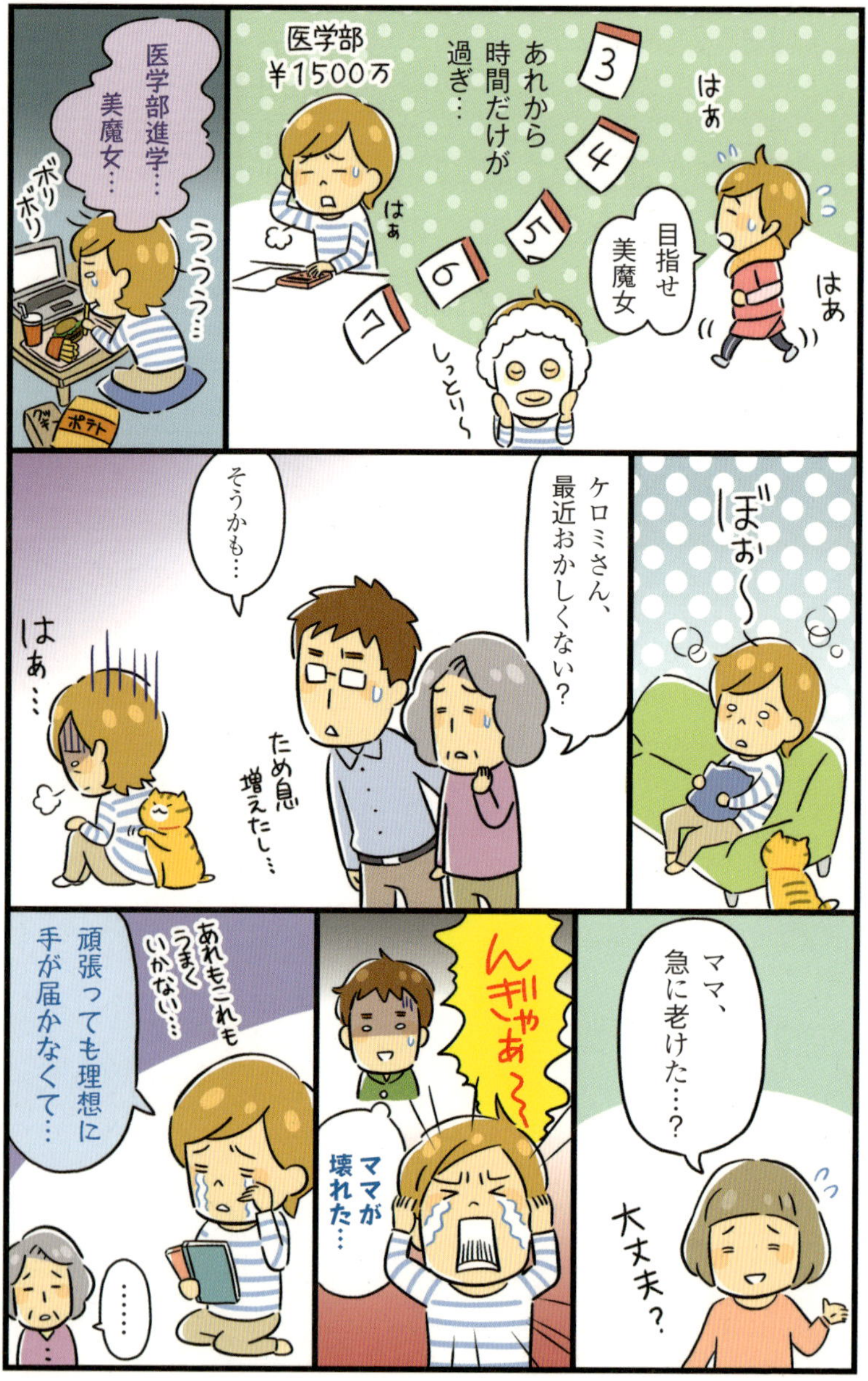

はぁ
はぁ
目指せ美魔女
あれから時間だけが過ぎ…
3
4
5
6
7
医学部 ¥1500万
はぁ
しっとり〜
医学部進学…美魔女…
ボリボリ
ううう…
ポテト
ぼぉ〜
ケロミさん、最近おかしくない？
ため息増えたし…
そうかも…
はぁ…
ママ、急に老けた…？
大丈夫？
んぎゃあ〜〜
ママが壊れた…
あれもこれもうまくいかない…
頑張っても理想に手が届かなくて…
……

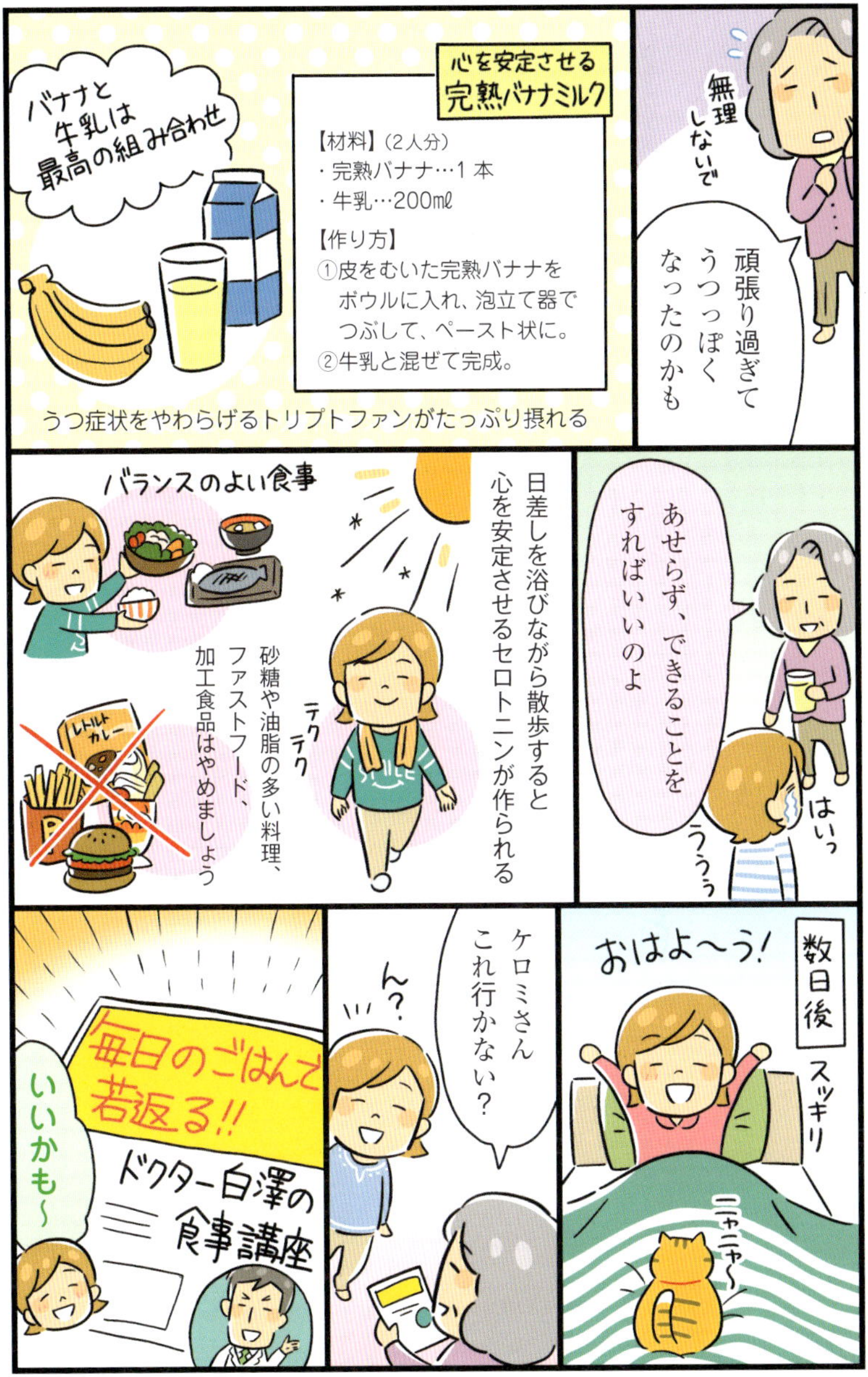
無理しないで
頑張り過ぎてうつっぽくなったのかも
心を安定させる完熟バナナミルク
バナナと牛乳は最高の組み合わせ
【材料】（2人分）
・完熟バナナ…1本
・牛乳…200mℓ
【作り方】
①皮をむいた完熟バナナをボウルに入れ、泡立て器でつぶして、ペースト状に。
②牛乳と混ぜて完成。
うつ症状をやわらげるトリプトファンがたっぷり摂れる
あせらず、できることをすればいいのよ
はいっ
ううう
日差しを浴びながら散歩すると心を安定させるセロトニンが作られる
テクテク
バランスのよい食事
砂糖や油脂の多い料理、ファストフード、加工食品はやめましょう
レトルトカレー
数日後
おはよ〜う!
スッキリ
ニャニャ〜
ケロミさんこれ行かない?
ん?
毎日のごはんて
若返る!!
ドクター白澤の食事講座
いいかも〜

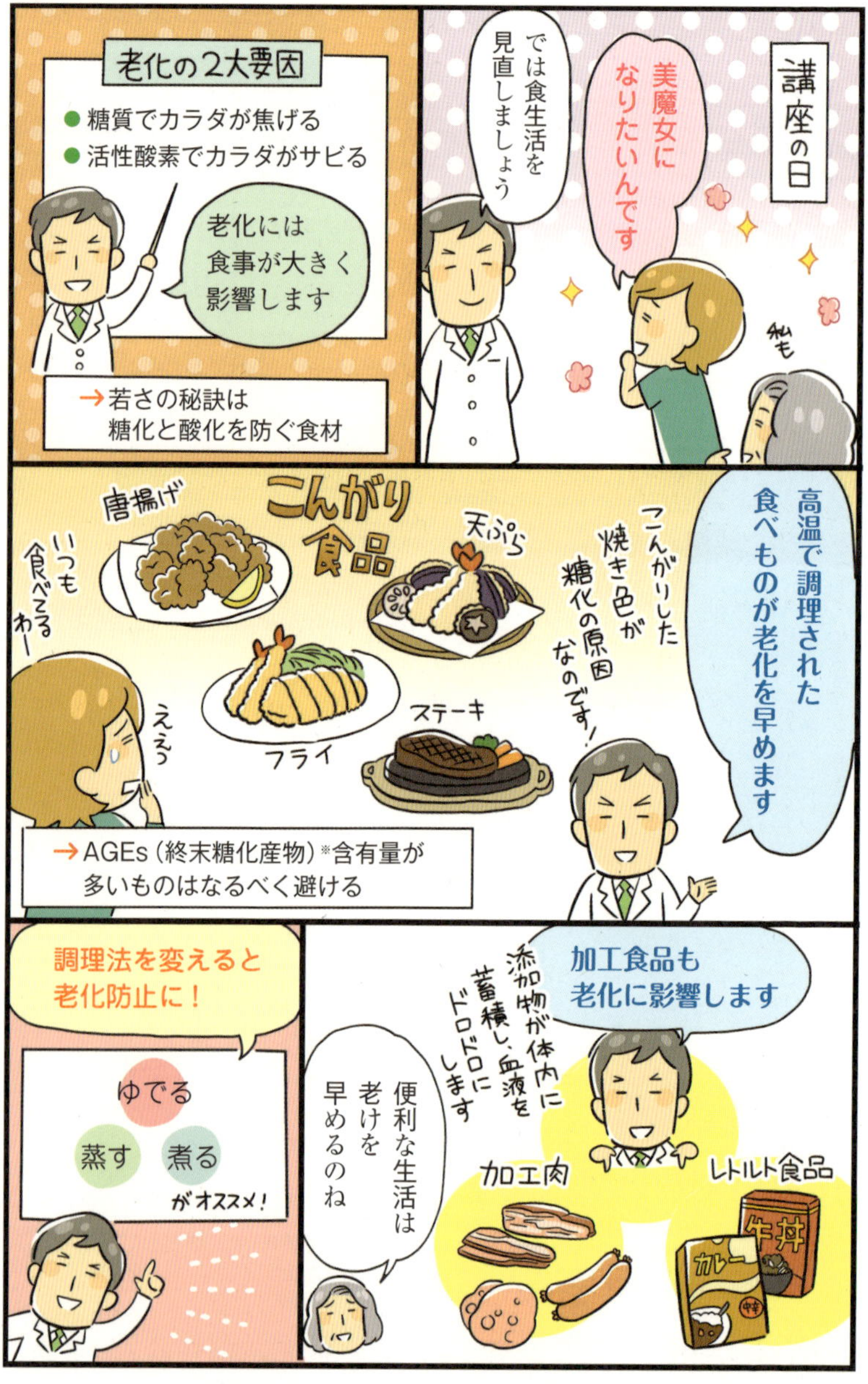
講座の日
美魔女になりたいんです
では食生活を見直しましょう
私も
老化の2大要因
● 糖質でカラダが焦げる
● 活性酸素でカラダがサビる
老化には食事が大きく影響します
→若さの秘訣は糖化と酸化を防ぐ食材
高温で調理された食べものが老化を早めます
こんがりした焼き色が糖化の原因なのです！
こんがり食品
唐揚げ
天ぷら
フライ
ステーキ
いつも食べてるわー
ええっ
→AGEs（終末糖化産物）※含有量が多いものはなるべく避ける
加工食品も老化に影響します
添加物が体内に蓄積し、血液をドロドロにします
便利な生活は老けを早めるのね
加工肉
レトルト食品
牛丼
カレー
辛
調理法を変えると老化防止に！
ゆでる
蒸す
煮る
がオススメ！

※ AGEs（エージス／終末糖化産物）：たんぱく質と糖が加熱されてできた物質のこと。強い毒性を持ち、老化を加速させる。

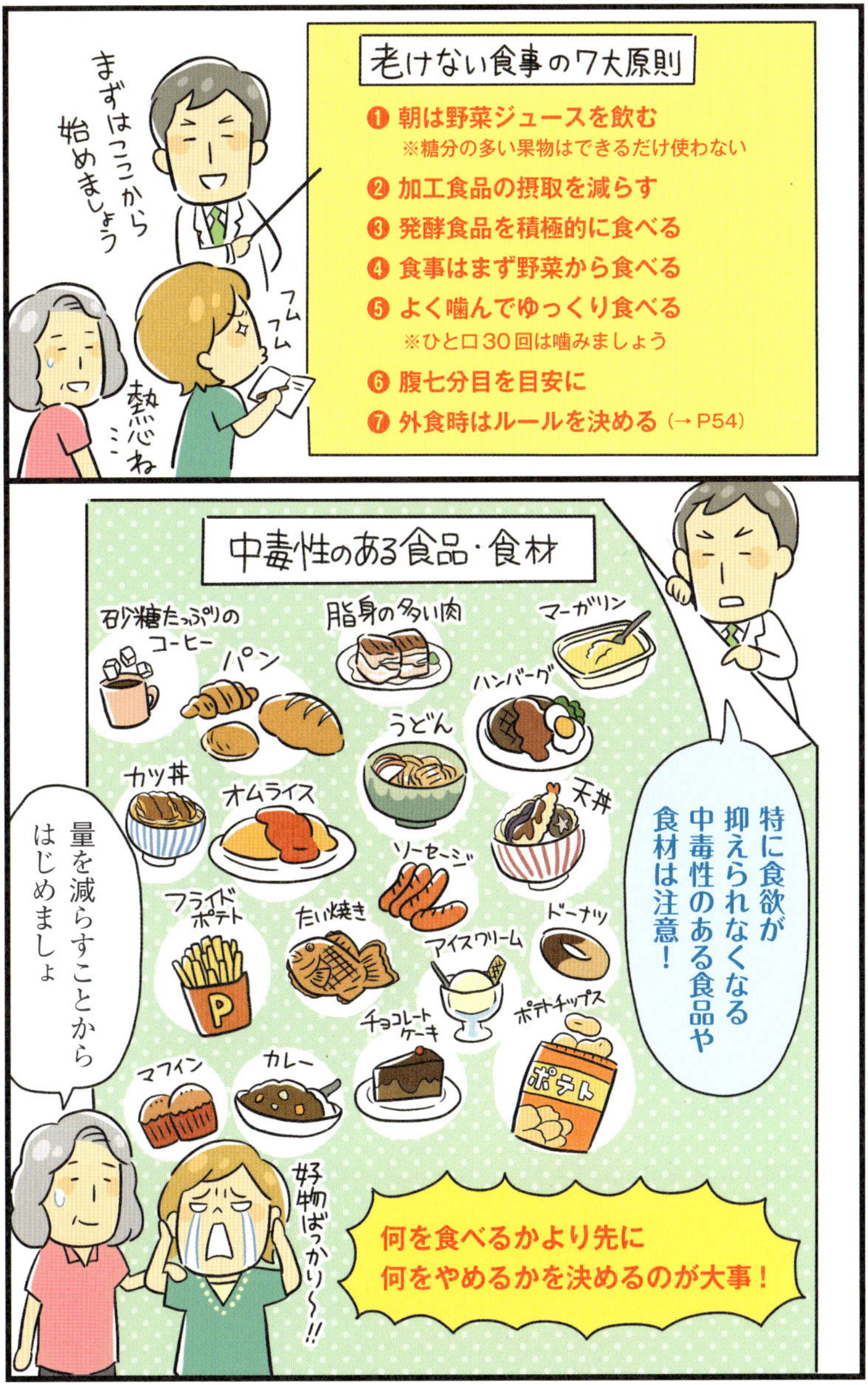
老けない食事の7大原則
❶ 朝は野菜ジュースを飲む
※糖分の多い果物はできるだけ使わない
❷ 加工食品の摂取を減らす
❸ 発酵食品を積極的に食べる
❹ 食事はまず野菜から食べる
❺ よく噛んでゆっくり食べる
※ひと口30回は噛みましょう
❻ 腹七分目を目安に
❼ 外食時はルールを決める（→ P54）
まずはここから始めましょう
フムフム
熱心ね
中毒性のある食品・食材
砂糖たっぷりのコーヒー
パン
脂身の多い肉
マーガリン
ハンバーグ
うどん
カツ丼
オムライス
天丼
ソーセージ
フライドポテト
たい焼き
アイスクリーム
ドーナツ
チョコレートケーキ
ポテトチップス
ポテト
マフィン
カレー
特に食欲が抑えられなくなる中毒性のある食品や食材は注意！
量を減らすことからはじめましょ
好物ばっかり〜!!
何を食べるかより先に
何をやめるかを決めるのが大事！

焦げない（抗糖化）

過剰な炭水化物が老化を促進させる

ごはんやパン、めん類などの炭水化物に含まれる糖は、摂り過ぎると体内のたんぱく質と結びつき、終末糖化産物（AGEs）となります。これが糖化という状態。体内が糖化すると、肌の老化や生活習慣病などのリスクを高めることにつながります。

甘いものや炭水化物をなるべく控える、葉もの野菜をたっぷり摂るなど、食生活を見直しましょう。

小松菜

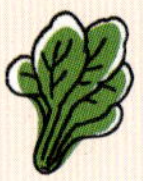

血糖値の急上昇を抑えるため、抗糖化に最適です。アクが少ないので、生食も可能。ゆでる際は、「塩を入れない」「水にさらさない」の2つがポイントです。これにより栄養分の流出を防ぐことができます。

レモン

レモンやグレープフルーツなどの柑橘類や、酢に含まれるクエン酸は、ブドウ糖の燃焼を促す効果があります。ドレッシングやソースの代わりにレモンや酢を使うなど、こまめに摂取する習慣を。

電子レンジは最小限に

電子レンジでの加熱が老化原因!?

電子レンジで加熱調理すると、食べものに含まれるコレステロールが酸化しAGEsを増やしてしまいます。

また、作りおきなどを電子レンジで温め直すと、最初の調理の状態より、さらにAGEsを生み出すことがわかっています。

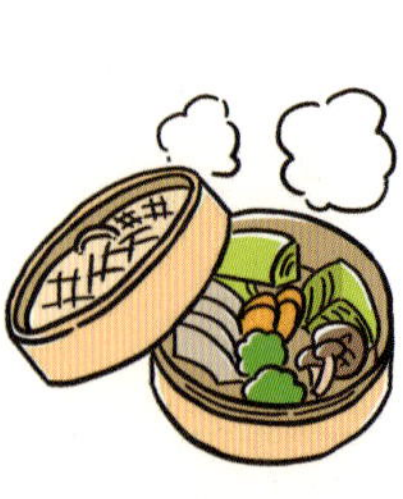

蒸し料理などがおすすめ

小松菜の栄養を丸ごと食べられる常備菜

小松菜のさっぱり漬け

10分（冷蔵庫で寝かす時間は除く）

材料 小松菜…1束
昆布…約3cm
粗塩…7.5g
（小松菜の重量の2.5～3%）

作り方

1 小松菜をボウルに入れて塩を振り、軽くもみます。

2 ビニール袋に **1**（水分ごと）と昆布を入れます。空気を抜いて口を縛り、冷蔵庫で1日おきます。

3 水気を絞って、食べやすい長さに切ります。

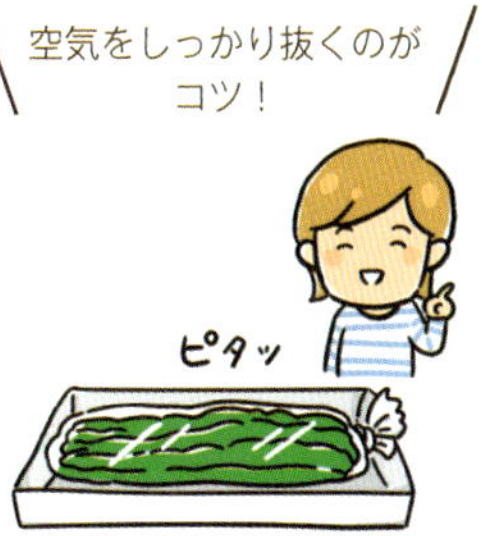
空気をしっかり抜くのがコツ！
ピタッ

レモンと酢のWクエン酸で糖質の燃焼をサポート

鶏ササミのレモンマリネ

15分

材料（2人分）
鶏ササミ…5本
タマネギ…1/4個
レモン…1/4個
塩…大さじ1/2
A［オリーブオイル…大さじ1
　酢…大さじ2

作り方

1 タマネギは薄切りにし、塩少々（分量外）を振って、しんなりしたら水気を絞ります。レモンは薄いいちょう切りにします。

2 沸騰した湯に塩を加え、ササミを入れます。すぐに火を止め、5分おき、冷めたら手で裂きます。

3 Aを混ぜ合わせ、**1**と**2**、レモンを加えて和えます。

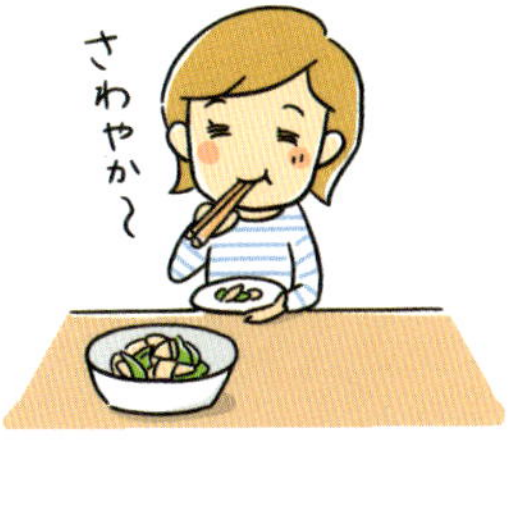
さわやか～

AGEsを減らす食材

劣化した糖質が体の老化を早める

「AGEs（終末糖化産物）」とは、糖質が体内のたんぱく質と結びついて劣化した老化物質。AGEsには毒性があり、内臓や骨などに蓄積されると、体の老化を早めます。また、AGEsが関係する病気として歯周病、不妊症、更年期障害などがあります。生や蒸す、ゆでるなど調理法で摂取量を減らすことができます。

きのこ類

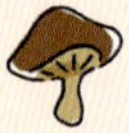

エノキやシイタケ他、きのこ類はビタミンB群が豊富。他にもビタミンDや食物繊維のβ-グルカンも含まれます。ビタミンB_1とB_6は、糖尿病合併症の治療でも使われる抗AGEsビタミンの代表格です。

非熟成チーズ

チーズは熟成する間に糖質とたんぱく質が反応してAGEsが作られるため要注意。カッテージ、クリーム、モッツァレラ、マスカルポーネなど、熟成させないチーズにしましょう。特に脂肪分が少ないカッテージが〇。

調理別AGEs含有量の一覧

高温調理がAGEsを増やす原因に。

	調理法	AGEs	食材の重さ
卵	目玉焼き	1237	45g
卵	ゆで卵	192	45g
卵	オムレツ	101	30g
卵	スクランブルエッグ	73	30g
卵	ポーチドエッグ	27	30g
鮭	ムニエル	2775	90g
鮭	スモークサーモン	515	90g
鮭	生	475	90g
鶏むね肉	揚げる	8750	90g
鶏むね肉	焼く	5245	90g
鶏むね肉	電子レンジ加熱	1372	90g
鶏むね肉	ゆでる	968	90g
鶏むね肉	生	692	90g

※ Diet Assoc;110,911-916,2010 を改変

AGEsが体内に吸収されるのを抑える

チンゲン菜ときのこの中華風ソテー

10分

材料（4人分）
チンゲン菜…2株
エノキ…2株
ニンニク…1片
水…大さじ1
A［塩…少々
　 こしょう…少々

作り方
1 チンゲン菜とエノキは3cm位にカット。ニンニクはスライスします。
2 フライパンに**1**と水を入れて弱火で炒めます。
3 Aで味をととのえて完成。

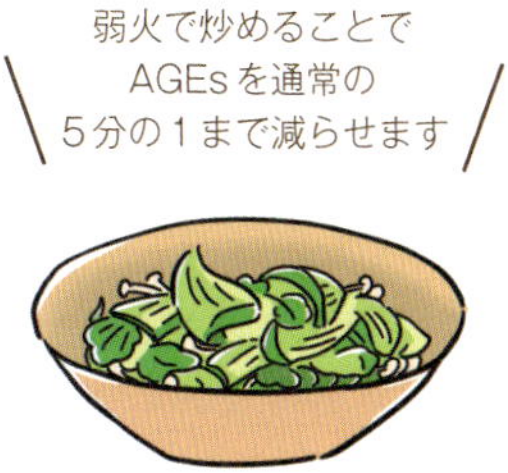
弱火で炒めることで
AGEsを通常の
5分の1まで減らせます

食べ合わせ
チンゲン菜＋きのこ類
ビタミンDと食物繊維の豊富なチンゲン菜ときのこは糖質の吸収を穏やかにするのでAGEsの抑制に効果的。

低脂肪・低糖質でヘルシー

自家製チーズ

15分（ザルで水切りする時間は除く）

材料（2人分）
牛乳…1L
レモン汁…大さじ3
塩…適量

作り方
1 鍋に牛乳と塩を入れて火にかけます。時々かき混ぜて塩を溶かします。
2 沸騰したら弱火にし、レモン汁を入れて混ぜ、ほろほろと固まり出したら火を止めます。
3 **2**をザルで2時間水切りします。

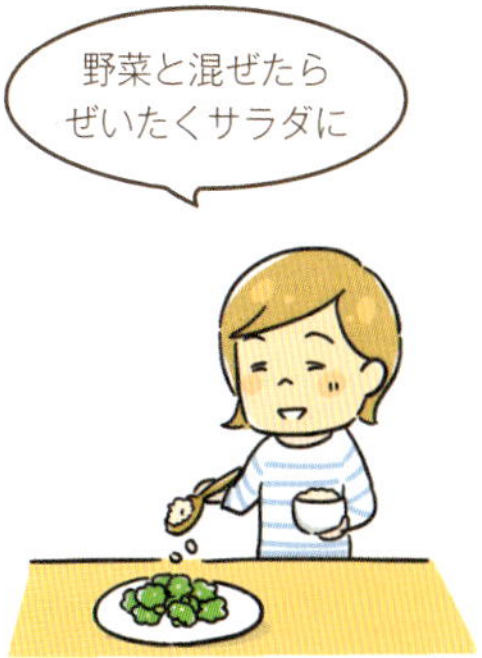
野菜と混ぜたら
ぜいたくサラダに

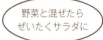

血糖値の上昇を抑える

血糖値の上昇が老化を加速させる

血糖値を上げる食事は、健康やアンチエイジングの大敵。炭水化物は控えめにし、血糖値の上昇を抑える食材を組み合わせるとよいでしょう。特に、朝食で血糖値の急上昇を抑えると、昼食や夕食後の血糖値も上がりにくくなります。

よく噛んでゆっくり食べることもポイント。1口30回噛むことを意識してみましょう。

オリーブオイル

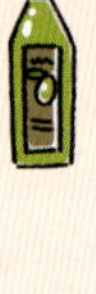

新鮮なオリーブを圧縮して作られる「エクストラバージンオイル」は、抗酸化作用の強いポリフェノールが豊富。炭水化物も、オリーブオイルなどの脂質と一緒に摂ることで、血糖値の急上昇を抑えられます。

やまいも

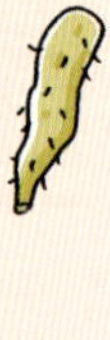

やまいもや納豆、オクラ、里いもなどの「ネバネバ食材」に含まれる成分には、糖質の吸収を抑え、血糖値の急上昇を防ぐ働きがあります。加熱すると効果が弱まるため、生食か、さっと加熱する程度に。

玄米

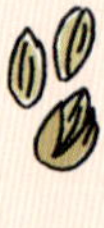

玄米は白米に比べ、血糖値が上がりにくい食材。ミネラルや食物繊維、ビタミンなども多く含まれています。まずは炊飯器で白米と同じように炊ける発芽玄米など、食べやすいものからはじめてみましょう。

ゴボウ

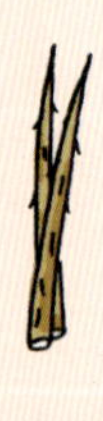

食物繊維には糖質の吸収を穏やかにする効果があります。ゴボウは100グラム中約5グラムの繊維質が含まれるため、積極的に摂りたい食材です。よく洗った状態で、皮ごと、アク抜きをせずに食べるとよいでしょう。

朝食にぴったりのネバネバメニュー

玄米とろろごはん

90分

材 料（4人分）

玄米…2合
やまいも…200g
めんつゆ（3倍濃縮）…大さじ1
きざみ海苔…適宜

作り方

1 玄米は炊飯器の「玄米コース」で炊きます。やまいもはすりおろして、めんつゆと合わせておきます。

2 炊きあがったごはんにやまいもをかけ、きざみ海苔を散らします。

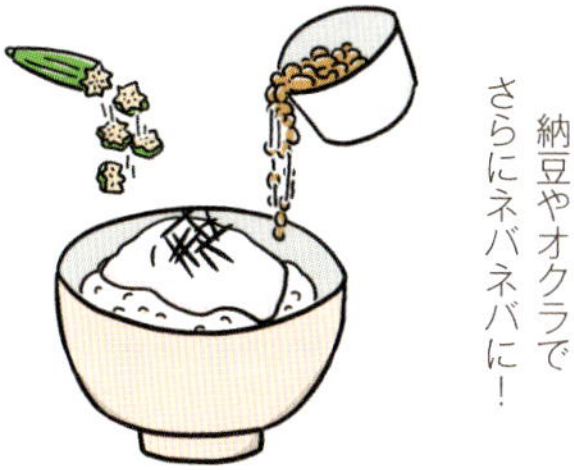
納豆やオクラで
さらにネバネバに！

玄米は、2～3回水を替えて軽く洗う程度でOK。炊飯器に「玄米コース」がない場合は一晩浸水させ、玄米1に対して1.5の水加減で炊きましょう。

食物繊維たっぷりで、血糖値の急上昇を防げる

ゴボウとしめじの和風ポタージュ

40分

材 料（2人分）

ゴボウ…1/3本
しめじ…1パック
だし汁…200㎖
無調整豆乳…300㎖
塩…小さじ1/3
こしょう…少々

作り方

1 ゴボウは1cm厚さの斜め切りに、しめじは根元を切り落としてほぐします。

2 鍋にだしと**1**を入れてフタをし、30分煮ます。

3 ゴボウをフォークで粗くつぶし、塩・こしょう、豆乳を加えて温めます。

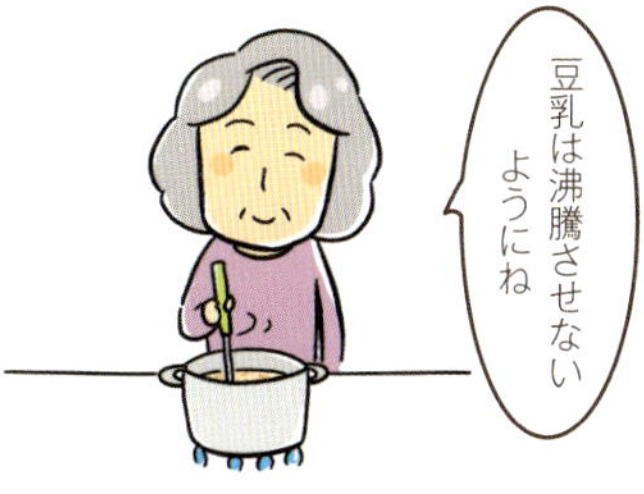
豆乳は沸騰させない
ようにね

血糖値を上げない食事のコツ

急激な血糖値の上昇が繰り返されると、老化や肥満、生活習慣病など、様々な不調の原因となります。血糖値の上昇を緩やかにする食材や食べ方を心がけましょう。

低GI食品を取り入れる

GI値とは、その食品を食べた時に血糖値が上昇する度合いのこと。玄米や雑穀米など、なるべく低GIの食品を選ぶことで血糖値の急上昇を防ぐことができます。

○低GIの食品

- □ 玄米
- □ ライ麦パン
- □ そば（乾）
- □ 中華そば
- □ はるさめ
- □ さつまいも
- □ ブロッコリー
- □ トマト
- □ 枝豆
- □ きのこ類
- □ 魚介類
- □ グレープフルーツ
- □ りんご
- □ 牛乳
- □ ナッツ類

×高GIの食品

- □ 食パン
- □ 精白米
- □ うどん
- □ ベーグル
- □ コーンフレーク
- □ じゃがいも
- □ カボチャ
- □ とうもろこし
- □ 長いも
- □ ニンジン
- □ バナナ
- □ パイナップル
- □ ぶどう
- □ スイカ
- □ せんべい

※各食品項目の中でGI値を比較しています。詳しくはP169を参照

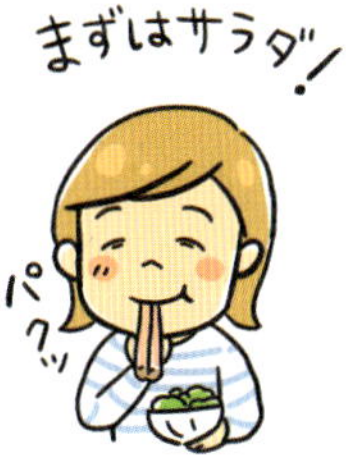
まずはサラダ！
パクッ

野菜から食べはじめる

野菜に含まれる食物繊維が、脂質や糖質の吸収スピードを遅くします。野菜→肉・魚→炭水化物の順番で食べることを心がけて。

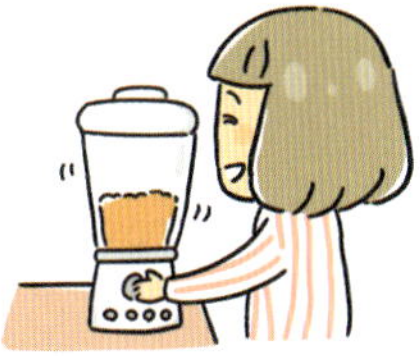

市販のジュースに注意

市販の野菜ジュースは甘みが強く、血糖値の急上昇を招くことも。ミキサーで野菜を繊維ごと撹拌《かくはん》したスムージーがおすすめです。

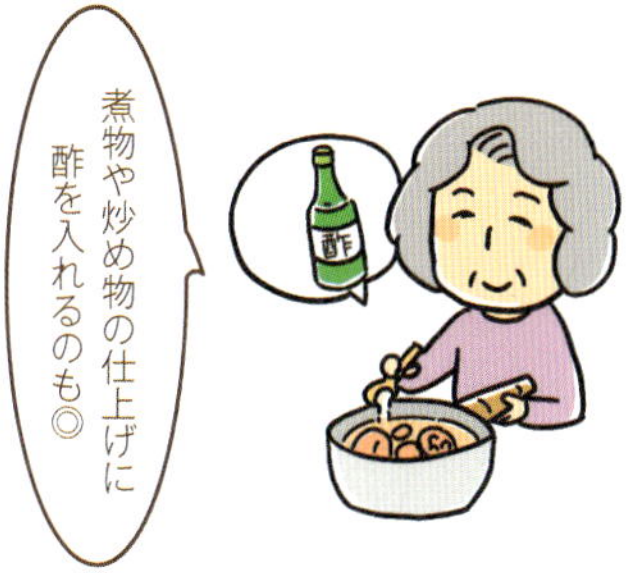
煮物や炒め物の仕上げに酢を入れるのも◎
酢

大さじ 1 の酢を摂る

酢を摂ることで、食後の血糖値上昇が緩やかになります。目安は 1 日に大さじ 1。ただし、酢の物などの糖分には注意が必要です。

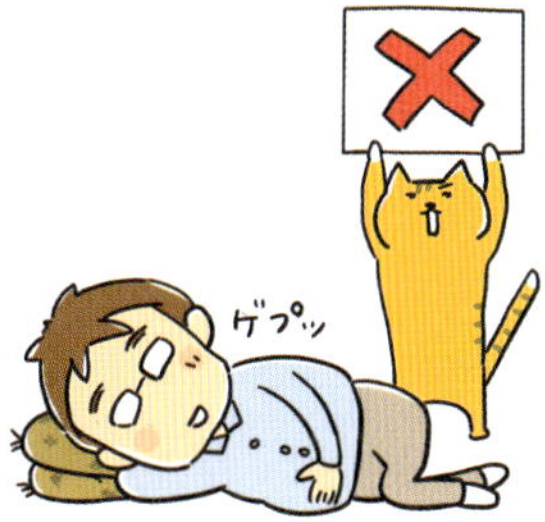
ゲプッ

食後に軽い運動をする

食後に休んでいると、血糖値の高い状態が続きます。少し歩く、家事をするなど体を動かすことで、血糖値を下げることができます。

サビない（抗酸化）

体のサビを防いで老けない体を作る

細胞の老化やがん、高血圧などの原因のひとつとなるのが活性酸素と呼ばれるもの。これは呼吸によって体内に入った酸素のうち、使われなかったものが酸化した、いわば「体のサビ」です。ビタミンEやフィトケミカル（→P26）など、抗酸化作用のある食品を積極的に摂ることでサビを防ぎ、体を健康で、若々しく保つことができます。

アボカド

抗酸化作用が高いビタミンEの他、様々なビタミンやミネラル、食物繊維などが含まれ、高血圧や動脈硬化の予防、美肌など様々な効果が期待できます。加熱すると栄養価が半減するので、生食がおすすめです。

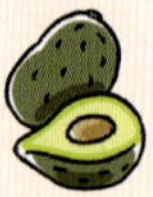

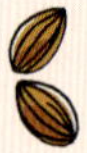

アーモンド

ビタミンEの含有量は食品の中でもトップクラス。ビタミンCと同時に摂取すれば、美肌効果も期待できます。また、アーモンドの皮にはポリフェノールが多く含まれているので、剥かずに食べましょう。

トマト

トマトの赤い色素、リコピンには強力な抗酸化作用があり、老化の原因となる活性酸素を除去してくれます。生食より、ホールトマトなどの加工品の方が体内に吸収されやすく、加熱しても栄養素は壊れません。

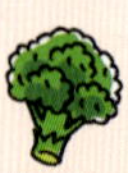

ブロッコリー

抗酸化作用のあるフィトケミカル（→P26）が２００種類以上含まれ、がんや生活習慣病の予防に働きます。ブロッコリーに含まれるビタミンCは熱に弱く、水に溶けやすいので、少量の水でさっとゆでましょう。

ごま

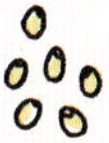

ごまに含まれるゴマリグナンという抗酸化物質が老化防止に。最も抗酸化作用が高いのはアントシアニンなどの色素を含む黒ごまです。すりごまやペースト状のものの方が効率的に栄養素を摂ることができます。

ビーツ

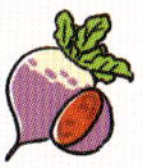

砂糖の原料となる甜菜《てんさい》の仲間で、甘みが強いのが特徴。赤紫色を作り出す色素ベタシアニンには抗酸化作用があります。ボルシチなどのスープの他、サラダやスムージーなどの生食にも適しています。

鮭

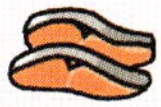

鮭に含まれるアスタキサンチンの抗酸化力はビタミンEの５００倍。動脈硬化の予防や傷ついた脳細胞を修復する働きが期待できます。天然ものか、天然に近い状態で育つスコットランド産の養殖ものがおすすめ。

緑茶

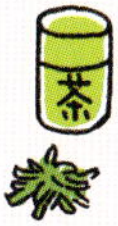

緑茶の渋み成分カテキンは抗酸化作用があり、免疫力アップや、動脈硬化の予防に。カテキンを多く抽出するには、10グラムの茶葉に５００ミリリットルの熱湯を加え、弱火で５分間煮出す方法が効果的です。

スムージーで抗酸化！

朝食にはスムージーを

スムージーは野菜や果物に含まれる栄養を丸ごと摂取できるため、抗酸化にも有効です。

果物は、できるだけ国産のもの、旬のものを選び、皮ごと食べられるものは、流水でよく洗って皮のまま使いましょう。

1日1回、できれば朝食時に飲むのがベストです。

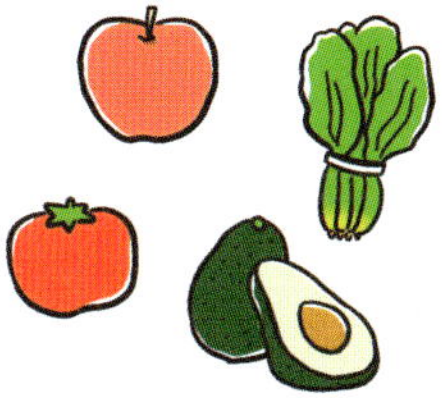

りんご、アボカド、トマト、小松菜などがおすすめ

栄養を丸ごとキープできる！

ブロッコリーの蒸し煮

5分

材料（2人分）
ブロッコリー…1株
水…大さじ2
塩…少々
オリーブオイル…適宜

作り方

1 ブロッコリーを小房に分け、茎は厚めに皮をむいて縦に薄切りにします。

2 **1**をフライパンに入れて、水を回しかけたら、フタをして3分間蒸し焼きにします。

3 器に盛り、塩とオリーブオイルをかけます。

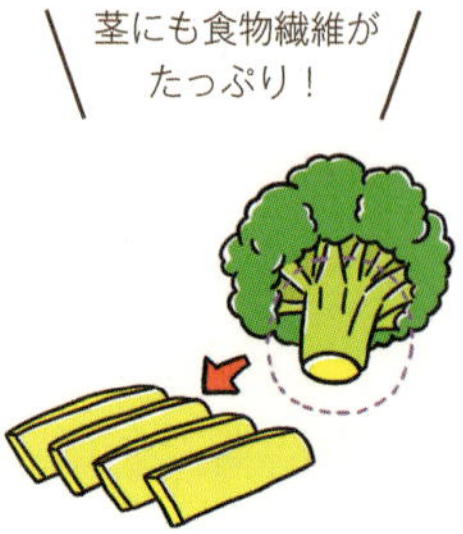
茎にも食物繊維がたっぷり！

抗酸化成分たっぷりの2つの食材で体のサビ予防！

サーモンとアボカドの玄米丼

30分

材料（2人分）
玄米ごはん…茶碗2杯分
鮭（刺身用）…150g
アボカド…1個
A［しょうゆ…大さじ2
　 オリーブオイル…大さじ1/2
いりごま（白）…適宜

作り方

1 鮭は1.5cm角に切ってボウルに入れ、Aと合わせて冷蔵庫で20分間冷やします。

2 アボカドは食べる直前に1.5cm角に切り、Aに加えます。

3 温かいごはんにごまを混ぜ、水気を軽く切った**2**をのせます。

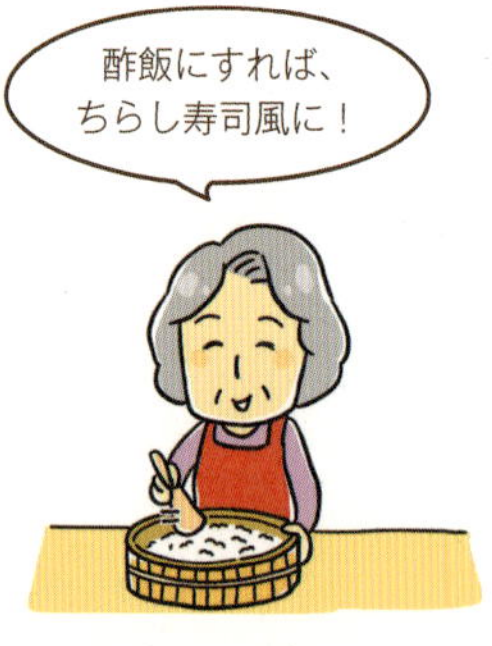
酢飯にすれば、ちらし寿司風に！

鮮やかな色で老けない体作り！

ビーツとじゃがいものサラダ

15分

材　料（2人分）

ビーツ（缶詰）…150g
じゃがいも…2個
塩・こしょう…少々
酢…大さじ2
オリーブオイル…大さじ3
パセリ…適宜

作り方

1 ビーツは缶汁を切り、5mm 厚さのいちょう切り、じゃがいもは皮をむいて1cm 角に切ります。

2 1のじゃがいもを塩少々（分量外）を加えたひたひたの水でゆで、火が通ったら水気を取ります。

3 2の粗熱が取れたら、ビーツと合わせ、他のすべての材料を入れて混ぜ合わせます。

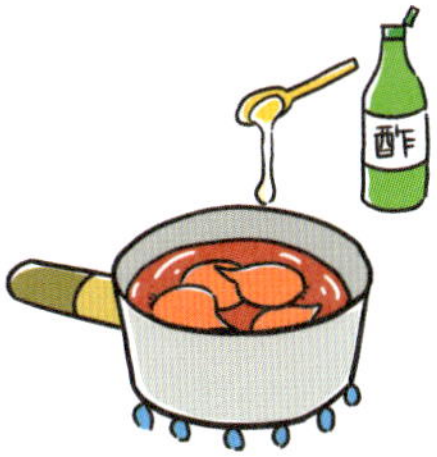

生のビーツを使う場合、酢を加えてゆでると発色がよくなります

抗酸化食材の代名詞アーモンドを手軽に摂れる

アーモンドミルクのグリーンスムージー

5分

材　料（2人分）

アーモンドミルク（無糖）…200㎖
キウイ…1個
小松菜…2枚
レモン汁…小さじ2
ハチミツ…適宜

作り方

1 キウイと小松菜を適当な大きさに切ります。

2 すべての材料をミキサーに入れてよく撹拌《かくはん》します。

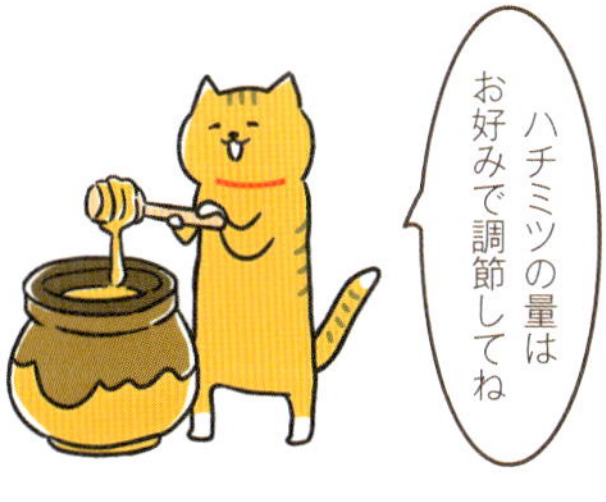

フィトケミカルで老けない体

フィトケミカルとは、トマトの「リコピン」や緑茶の「ポリフェノール」など、抗酸化力や免疫力を高める成分のこと。野菜の持つパワーをたっぷり取り入れて、老けない体を作りましょう。

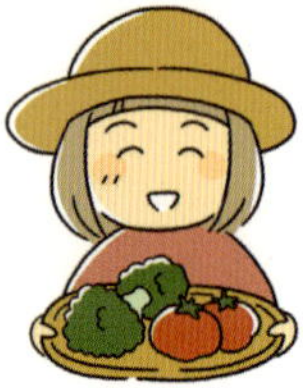

野菜や果物に含まれるフィトケミカル

野菜・果物	フィトケミカル	効果
ブロッコリー	スルフォラファン	がん予防、抗がん作用
トマト	リコピン	動脈硬化予防、ストレス予防、血糖値を正常に保つ
タマネギ	硫化アリル	血栓予防、デトックス、糖尿病や高血圧の予防
バナナ	オイゲノール	免疫力強化
大根	イソチオシアネート	免疫力強化
ウコン	クルクミン	脳の活性化
緑黄色野菜	クロロフィル	肌の老化防止
やまいも	ぬめり成分	血糖値上昇抑制
ほうれん草	ルテイン	目の老化防止

フィトケミカルを摂るコツ

濃い色の野菜をバランスよく選ぶ

フィトケミカルの多くは色素に含まれるため､色の濃い野菜を選びましょう。赤＝トマト、緑＝葉もの野菜、黄色＝カボチャ、白＝大根、紫＝ナス、茶＝ゴボウ、黒＝黒ごまなど、色のバランスよく食べることも大切です。

旬の野菜を選ぶ

フィトケミカルは、植物が自らを紫外線や外敵から守るために作られています。そのため、温室栽培より、旬の露地栽培の野菜を選ぶと多くの栄養を摂ることができます。

ベジブロスで丸ごと栄養を取り入れよう！

フィトケミカルを効率よく取り入れるベストな方法は、スムージーなどで野菜を「丸ごと」食べること。それ以外にも、料理で使わなかった皮やヘタなどを集めて作るベジブロス（野菜のだし）も効果的。和洋中、どんな料理にも使えて、フィトケミカルを余すことなく取り入れられます。

洗って水気を切ったものを
ジッパー付き保存袋などで
ストックしておいて

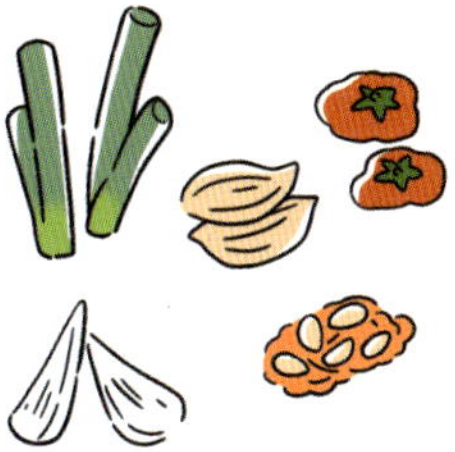

ベジブロスの材料

タマネギやニンジンの皮、長ねぎの青い部分、トマトのヘタ、セロリの葉、パセリの茎、カボチャの種やわた、白菜やキャベツの芯など

作り方

1 両手に入るくらいの野菜の切れ端などを用意し、よく洗います。大きめの鍋に入れ、水1300㎖を注いで30分ほど弱火で煮ます。

2 火を止めてザルでこします。

3 粗熱が取れたら保存容器に入れて冷蔵か冷凍保存します。

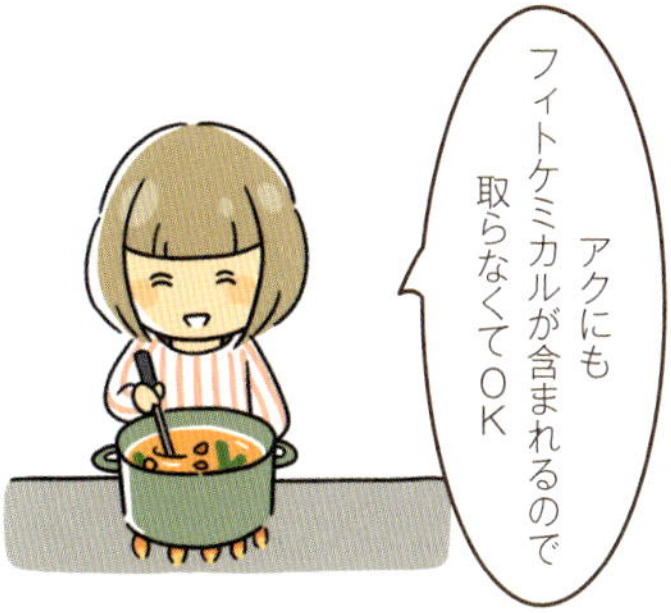
アクにも
フィトケミカルが含まれるので
取らなくてOK

冷蔵なら１週間、冷凍なら２～３ヵ月保存可能。製氷皿に入れて冷凍すると、少量ずつ使えて便利です。

肌の老化防止

糖化は肌にも悪影響
食生活の見直しを

年齢を重ねるにつれ、肌トラブルは増えていくもの。乾燥や紫外線など外部からの刺激に加え、糖化（→Ｐ14）が肌の老化に重大なダメージを与えます。炭水化物や甘いものの摂り過ぎは避け、良質なたんぱく質をしっかり摂ることでコラーゲンの生成を促すことができます。化粧品に頼り過ぎず、内側からのスキンケアを心がけましょう。

パプリカ

カラフルな色がそろうパプリカは、ビタミンCやβ-カロテンなどが豊富な美肌食材。特に、赤パプリカには、キサントフィルという強力な抗酸化成分が含まれ、肌の老化を防いでくれます。

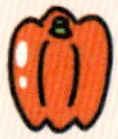

卵

健康な肌を作るのに欠かせないたんぱく質の他、必須栄養素をバランスよく含んでいます。1日2～3個くらいを目安に食べてOK。卵白には抗菌力と抗酸化力があり、加熱することで働きがアップします。

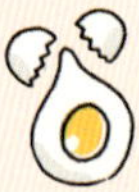

トマト

トマトの赤い色素のリコピンには、紫外線によってできる赤みを軽減し、表皮のごわつきを抑制する効果があります。また、抗酸化作用に優れており、活性酸素の消去を促すなど、美肌には欠かせない食材です。

塩麹

麹に水と塩を加えて発酵させた塩麹は、栄養価が高く、細胞のサビつきをコントロールする効果もあるため、老化予防に最適。毎日継続的に食べることで腸内環境も整い、デトックス効果や、免疫力アップも。

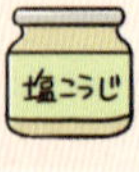

たんぱく質たっぷりの卵で健康な肌を作る

パプリカのスパニッシュオムレツ

20分

材　料（4人分）

A
- 卵…4個
- 塩・こしょう…少々
- 粉チーズ…大さじ3

タマネギ…1/4個
パプリカ…1個
オリーブオイル…大さじ2

作り方

1 ボウルでAを混ぜます。タマネギとパプリカは1cm角に切ります。

2 フライパンにオリーブオイルを熱し、タマネギとパプリカを炒めます。

3 **2**に火が通ったら**1**を流し入れ、全体を混ぜます。フタをして弱火で5分蒸し焼きにし、ひっくり返して3分焼きます。

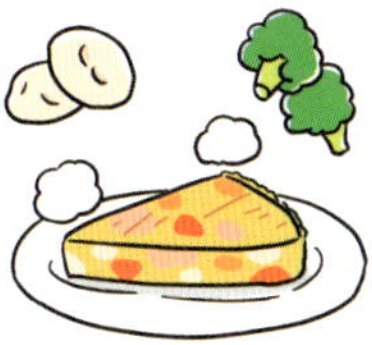

じゃがいもやブロッコリーを
加えればボリューム満点

塩麹は生で食べると酵素の働きが活性化！

ミニトマトの塩麹和え

（冷蔵庫でおく時間は除く）　5分

材　料（2人分）

ミニトマト…10個
オリーブオイル…小さじ1
塩麹…大さじ1

作り方

1 ミニトマトはヘタを取って、縦半分に切ります。ボウルに塩麹とオリーブオイルを混ぜ合わせます。

2 **1**のボウルにミニトマトを合わせてよくからめ、冷蔵庫で15分ほどおきます。

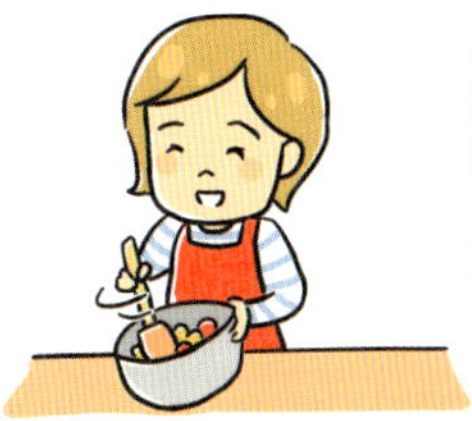

塩の代わりに塩麹を使うと
旨味がアップ！

食べ合わせ
トマト＋塩麹
食物繊維やビタミン、ミネラルが豊富なトマトと塩麹を一緒に食べると、腸内環境を整える力がアップします。

肌荒れ

食生活の改善で肌トラブルの解消へ

肉の脂身やバター、揚げ物や砂糖は、皮脂の分泌を増やし、皮脂の酸化によって吹き出物の原因に。また、アルコールの摂り過ぎも、腸内の悪玉菌が増え、吹き出物が治りにくくなります。

肌トラブルに悩む時は、1～2週間これらを摂らない生活を送ることをおすすめします。便秘も治り、美肌を取り戻せるはずです。

納豆

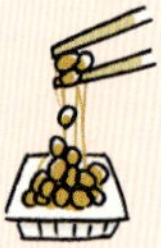

発酵食品には、たんぱく質の吸収をよくする働きがあり、美肌維持に効果的。納豆には肌荒れを改善するビオチンという物質が入っていますが、生卵の白身と一緒に食べると吸収が阻害されるため、避けましょう。

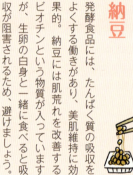

さつまいも

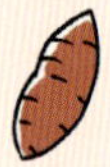

肌によいビタミンCがたっぷり含まれ、加熱しても壊れにくいのが特徴です。皮には抗酸化作用のあるポリフェノールが含まれているので、たわしなどで表面の汚れを落とし、皮ごと調理しましょう。

ブロッコリースプラウト

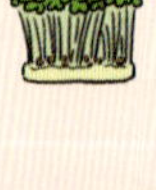

ブロッコリーの新芽であるブロッコリースプラウトは、解毒力と抗酸化力が豊富で、週に2回食べるだけでも十分な効果が期待できます。サラダなどの生食にし、よく噛むことで栄養を効率よく摂れます。

水菜

水菜ポリフェノールは、傷ついた皮膚細胞を修復する働きがあり、肌の新陳代謝を促します。ビタミンC、E、β-カロテンも豊富に含まれ、老化防止にも。油と一緒に摂ると吸収率がアップします。

炭水化物にたんぱく質とビタミンCをプラス！

さつまいもと大豆の炊き込みごはん

70分

材料（3人分）
米…2合
さつまいも…100g
蒸し大豆（水煮でも可）…50g
A［だし汁…350ml
　しょうゆ・みりん…各大さじ1］
黒ごま…少々

作り方
1 米は研いでザルに上げ、30分おきます。さつまいもは皮付きで2cm角に切り、水にさらします。

2 炊飯器に米、水気を切ったさつまいも、大豆を入れ、Aを注いで炊きます。

3 器に盛り、黒ごまを振ります。

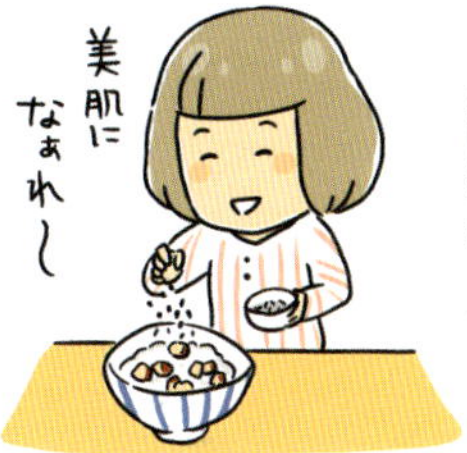

黒ごまを振りかけて美肌効果アップ！

食べ合わせ
さつまいも＋大豆
さつまいもにはあまり含まれないたんぱく質を大豆でプラス。健康な肌を作ります。

美肌食材のコンビネーション

水菜とブロッコリースプラウトのサラダ

15分

材料（2人分）
ブロッコリースプラウト…1パック
ツナ缶…1缶
水菜…1/2束
ポン酢…大さじ2
ごま油…大さじ1

作り方
1 ブロッコリースプラウトは根を落とし、水菜は食べやすい長さに切ります。ツナ缶は油を切ります。

2 1を器に入れ、ポン酢とごま油をかけて和えます。

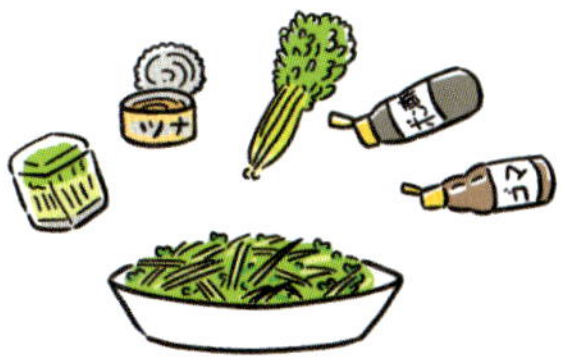

乾燥肌

潤い食材で若々しい肌を作る

空気が乾燥する秋～冬だけでなく、エアコンなどの影響で1年を通して乾燥に悩む人は少なくありません。肌の水分が足りないと老けた印象になり、バリア機能も弱まるため肌荒れも起こしがち。肌のツヤとハリに欠かせないたんぱく質をしっかり摂り、潤いをアップさせる食材を取り入れましょう。

オリーブオイル

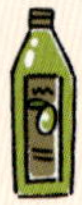

オリーブオイルは人間の母乳の脂肪や皮脂の成分に近いため、吸収がスムーズで、内側から美肌を作ります。エクストラバージンオイルは特に有効成分が豊富なので、毎日小さじ1杯を飲むのも効果的です。

キムチ

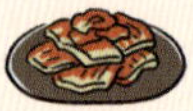

キムチは加熱されていないのでビタミンをそのまま摂ることができます。また、唐辛子のカプサイシンの発汗作用によって汗とともに皮脂が分泌され、皮膚の表面に薄く膜をはるため、肌の潤いがキープされます。

レンコン

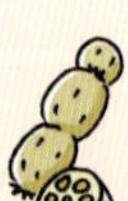

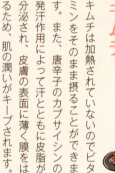

レンコンのネバネバしたぬめり成分には肌の水分を保つ働きや、たんぱく質の吸収を高め、肌を健康にする効果があります。薬膳の考え方でも、レンコンは体を潤したり、血液の循環をよくする食材とされています。

サバ

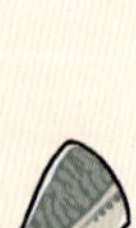

たんぱく質の他、ビタミンB群やビタミンE、ミネラルなどがバランスよく含まれ、美肌づくりに効果的。また、青魚に豊富に含まれるEPAは血のめぐりをよくし、肌の新陳代謝を活発にします。

サバ缶を使っておいしく時短！

サバとブロッコリーのペペロンチーノ

20分

材　料（2人分）

サバ水煮缶…1缶
ブロッコリー…1/2株
スパゲッティ…160g
ニンニク…1片
オリーブオイル…大さじ2
唐辛子…1本

作り方

1 ブロッコリーは小房に分けます。ニンニクはみじん切りに、唐辛子は半分に切り、種を取ります。

2 熱湯に塩（分量外）を入れてスパゲッティをゆで、残り2分になったらブロッコリーを加えます。

3 フライパンにニンニク、唐辛子、オリーブオイルを入れて火にかけ、香りが立ったら、サバ缶を缶汁ごと入れます。

4 **2**の水を切って**3**と和えます。

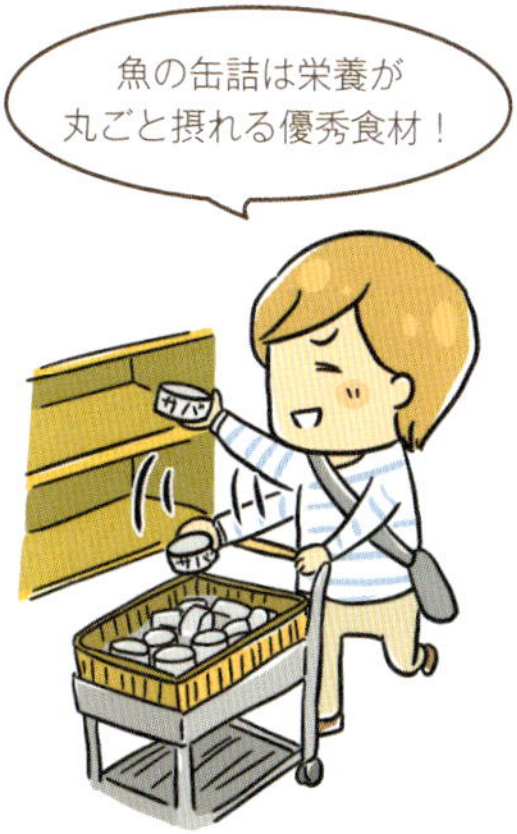
魚の缶詰は栄養が
丸ごと摂れる優秀食材！

ねばねばパワーで潤いアップ

レンコンもち

15分

材　料（4人分）

レンコン…250g
桜エビ…大さじ2
片栗粉…大さじ2
ごま油…大さじ1

作り方

1 レンコンは皮付きのまますりおろし、桜エビと片栗粉を加えてよく混ぜたら6等分にして丸めます。

2 フライパンに油を熱し**1**を両面こんがりと焼きます。

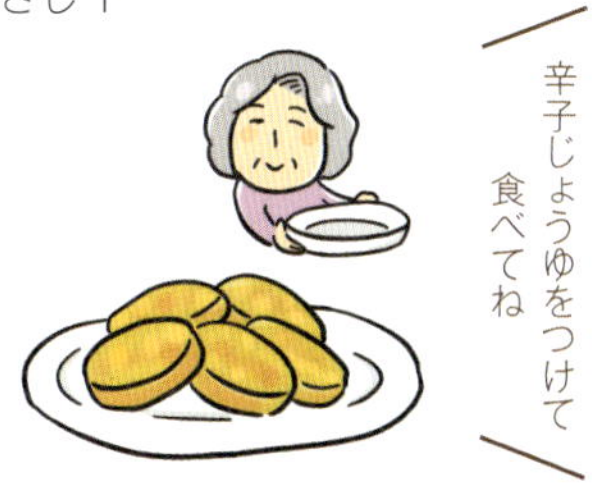
辛子じょうゆをつけて
食べてね

シミ・美白

健康な肌サイクルで メラニン色素を排出

紫外線に当たった肌には、メラニンという色素が生成されます。健康な肌であれば、約28日で肌のターンオーバーによって外に排出されますが、加齢やストレスなどによってこのサイクルが乱れるとメラニンがなかなか消えずシミになってしまいます。そのため、UVケアとともに肌のターンオーバーを正常に整えることが大切です。

春菊

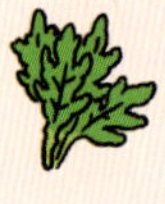

メラニン色素の沈着を防ぐビタミンC、抗酸化作用のあるビタミンEが豊富で、シミのない肌を作るのに効果的です。油と一緒に摂ると栄養の吸収率がアップ。火を通し過ぎると苦みが出るので注意しましょう。

シソ

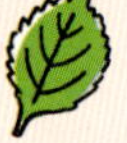

β-カロテンの含有量は野菜の中でもトップクラス。活性酸素を除去する働きが強いので、アンチエイジングにもぴったりです。薬味やジュースにするなど、生食がおすすめ。ざく切りにして冷凍も可能です。

カボチャ

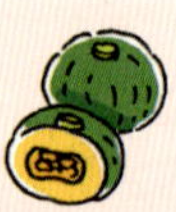

カボチャに豊富に含まれるβ-カロテンは、体内に足りないビタミンAに変化するという性質があり、抗酸化作用を発揮して老化抑制に。薬膳では、肌に栄養分を行き渡らせる働きがあるとされています。

ヨーグルト

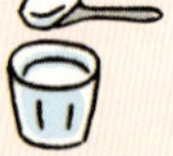

良質なたんぱく質の他、肌のターンオーバーを促すビタミンAやB_2が含まれ、健康な肌を作ります。また、体内の水分を保持する働きにより、顔色が明るくなり、透明感がアップする効果も期待できます。

春菊の苦みがアクセントに！

春菊とアサリの酒蒸し

15分

材　料（2人分）
春菊…1/2 束
アサリ（砂抜き）…200g
酒…大さじ 3

春菊は茎の切り口が
太過ぎないものが
柔らかくておいしい

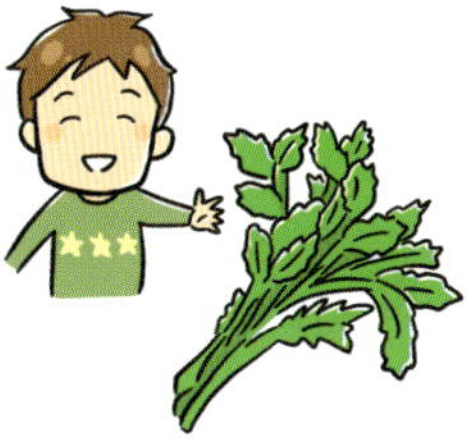

作り方

1 春菊は 3 ～ 4cm の長さに切ります。

2 フライパンにアサリと酒を入れてフタをして加熱します。

3 アサリの口が開いたら、春菊を加えてサッと火を通します。

食べ合わせ
春菊＋アサリ
春菊のビタミン C が、アサリに含まれる鉄の吸収をサポート。貧血予防にも効果的です。

ビタミン C が豊富なレモンを使い、さっぱりした味わいに

カボチャのハチミツレモン煮

20分

材　料（4人分）
カボチャ…1/4 個
ハチミツ…大さじ 3
水…400mℓ
レモン汁…大さじ 3
塩…小さじ 1

作り方

1 カボチャはわたと種を取り、皮をところどころむいて 3cm 角に切ります。

2 鍋に材料をすべて入れ、おとしブタをしてカボチャに火が通るまで弱火で煮ます。

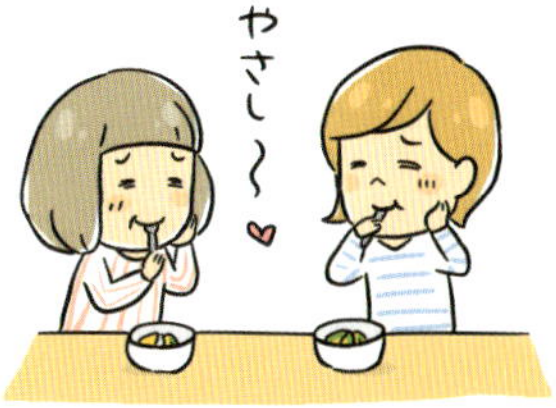

ハチミツを使うことで
やさしい味わいになります

シワ

水分不足を防ぎ シワのない弾力肌に

肌が乾燥し、水分が不足するとシワができやすくなります。はじめはちりめん状の細かいシワでも、そのままにしておくと深いシワになってしまうため、こまめなケアが必要です。肌の乾燥を防ぎ、たんぱく質をしっかり摂ることで、弾力のある肌を作りましょう。紫外線から肌を守ることもシワ予防に効果的です。

こんにゃく

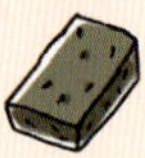

保湿効果の高いセラミドが含まれ、肌にハリをもたらし、バリア機能を正常に保つ働きをします。セラミドはもともと人の肌に存在する成分ですが、加齢とともに減少するため、意識的に食べるようにしましょう。

ゆず

ビタミンCの含有量はレモンよりも多く、肌の再生に効果を発揮します。コラーゲンを含む食材と一緒に摂ることで、新しい肌の生成をサポートし、ハリのある健康な肌に導きます。

高野豆腐

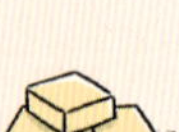

豆腐を凍結、乾燥させた高野豆腐には、たんぱく質やイソフラボンの他、皮膚のトラブル改善に役立つ亜鉛など、美肌に必要な栄養がつまっています。煮物だけでなく様々な料理に活用を。

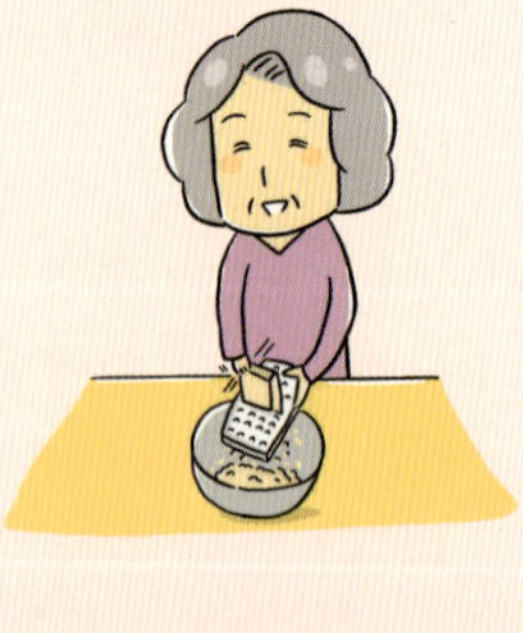
高野豆腐はすりおろして小麦粉やパン粉に混ぜて使うこともできるよ

サラダや鍋料理に使える万能アイテム

自家製ゆずポン酢

5分（冷蔵庫で寝かす時間は除く）

材　料　ゆず果汁…150mℓ　米酢…80mℓ　昆布…5cm　しょうゆ…150mℓ　カツオ節…5g

作り方

1 清潔な瓶にすべての材料を入れ、冷蔵庫で1週間寝かせます。

2 ザルにペーパータオルを敷いてこします。

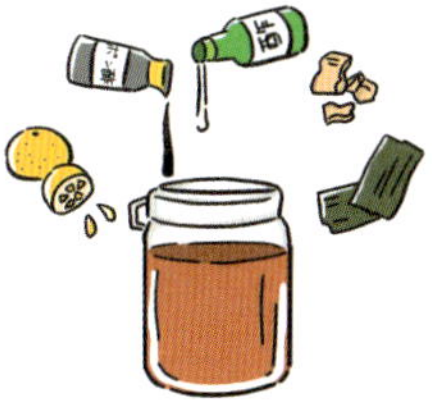

冷蔵庫で半年ほど保存可能です

たんぱく質たっぷりのスイーツで健康肌に

高野豆腐のフレンチトースト

15分（冷蔵庫でおく時間は除く）

材　料（1人分）　高野豆腐…2枚　バター…5g　ヨーグルト（無糖）…120g　メープルシロップ…適宜　卵…1個

作り方

1 ジッパー付き保存袋に高野豆腐とヨーグルトを入れてよくなじませ、冷蔵庫で約8時間おきます。

2 溶き卵をバットに入れ、1を両面浸します。

3 フライパンにバターを溶かし、2を焼きます。

4 両面こんがり焼けたら皿にのせ、メープルシロップをかけます。

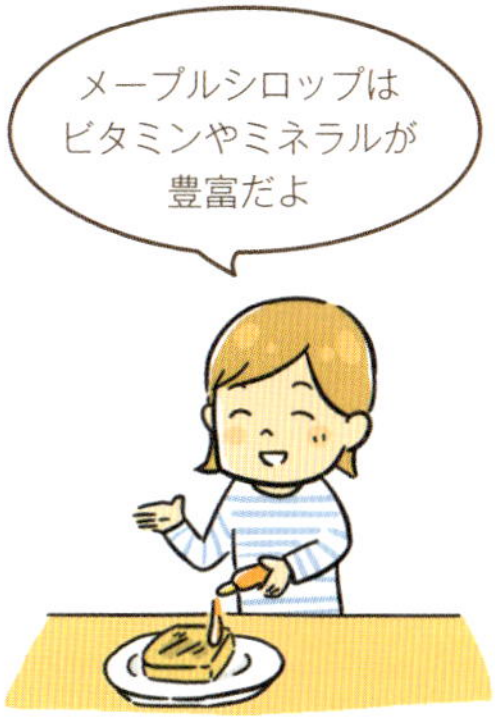
メープルシロップはビタミンやミネラルが豊富だよ

食べ合わせ
乾物＋ヨーグルト　乾物をヨーグルトで戻すと、栄養分の流出を防ぐことができます。乳酸菌と食物繊維で腸内環境を整える効果も。

くすみ

睡眠不足を解消して肌色を一段明るく

くすみの最大の原因となるのは睡眠不足です。肌の再生が行われる午後10時～午前2時の間に睡眠をとっていないと、ターンオーバーがうまく行われないため、本来ははがれ落ちるはずの角質が残って厚みを増し、透明感が失われます。どんよりした肌はメイクも映えず、気分も下がりがち。しっかり睡眠をとり、明るい肌を目指しましょう。

イワシ

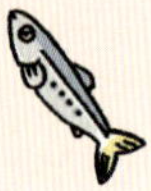

たんぱく質が豊富で肌に弾力を与えます。また、血流を改善する働きもあるため、血行不良からくるくすみの解消効果も。しらす干しや、缶詰など手軽に食べられる食品も活用してみましょう。

タコ

タコに含まれるタウリンは、血中のコレステロールを下げ、肝臓の機能を高める働きがあるため、くすんだ肌を明るくする効果が期待できます。カロリーが低く、たんぱく質が豊富なので積極的に食べましょう。

レバー

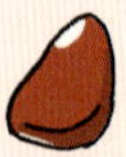

鉄分が豊富なレバーは、貧血を予防し、顔色をよくする働きがあります。また、レバーに含まれるビタミンB_2は、「美容ビタミン」といわれるほど肌にとって大切な栄養素。ベタつきや吹き出物の解消にも。

サプリは必要なし！

栄養を手軽に摂取できるサプリメントですが、基本的には必要ありません。長年にわたって過剰に摂取すると、食欲不振、腎機能障害、貧血、不整脈などを招く危険もあります。できるだけ食事で栄養を摂るように心がけましょう。

梅干しのクエン酸で、睡眠不足の疲れも解消

イワシの梅煮

20分

材　料（2人分）

イワシ（内臓を取ったもの）…4尾
梅干し…2個
ショウガ…1片

A
しょうゆ…大さじ1
みりん…大さじ1
水…200ml

作り方

1 ショウガは薄切りにします。鍋にAを合わせて火にかけます。

2 煮立ったらイワシを並べ入れ、梅干しとショウガを加えます。

3 落としブタをして中火で15分煮ます。

梅干しで
臭み消し&ふっくら
仕上がる

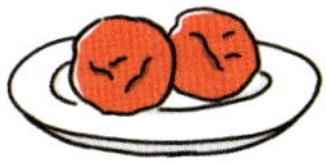

低カロリー、低脂肪のタコは美容の強い味方！

タコとミニトマトのマリネ

15分

材　料（2人分）

ゆでダコの足…3本
ミニトマト…6個
タマネギ…1/4個

A
オリーブオイル…大さじ2
酢…大さじ2
しょうゆ…大さじ1/2

作り方

1 タコはひと口大に、ミニトマトは半分に切ります。タマネギはみじん切りにし、水にさらします。

2 ボウルにAと水を切ったタマネギを入れて混ぜ、タコとミニトマトを和えます。

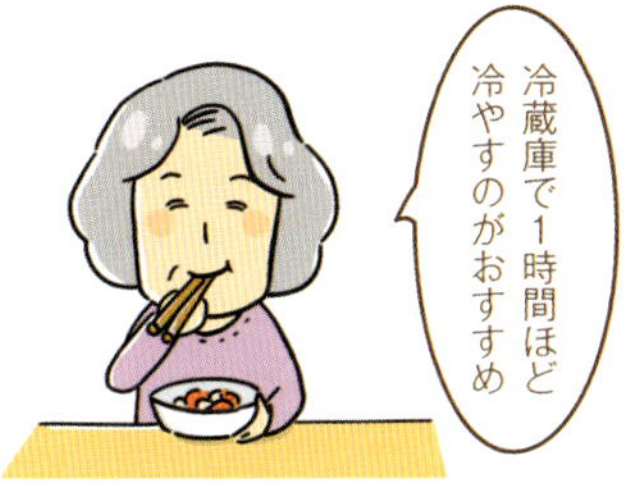

食べ合わせ
タコ＋トマト
タコのたんぱく質、トマトのビタミンCはどちらもストレスによって消費されます。まとめてチャージしましょう。

むくみ

適度な水分補給でむくまない体づくり

体内に余分な水分がたまっているのがむくみ。塩分過多やアルコールなどの原因もありますが、水分の摂り過ぎもむくみを引き起こします。「1日2リットル」などと、無理に水を飲んでいると、体や顔のむくみを招きます。自分の生活に合った適度な量の水分を心がけ、利尿作用のある食べもので余分な水分を排出しましょう。

小豆

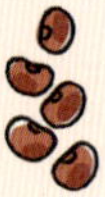

体内の余分な塩分を排出し利尿を促すカリウム、利尿作用があるサポニンが豊富で、むくみの解消に効果的。また、小豆の皮に含まれる色素のアントシアニンは抗酸化作用があり、シミ、シワなどの老化予防にも。

柿

利尿作用の高いカリウムの他、食物繊維やβ-カロテンなども含まれ、美容効果の高い果物です。干し柿なら、栄養が凝縮されているため、間食などにおすすめ。ただし、糖分が多いので食べ過ぎには注意して。

キュウリ

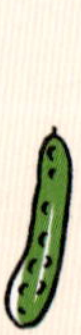

強力な利尿作用があるため、むくみ対策に。キュウリに含まれる酵素はビタミンCを破壊すると考えられていましたが、近年、体内で還元型ビタミンCに戻ることがわかり、一緒に食べても問題ありません。

むやみな減塩は危険！

むくみ予防には減塩と考えがちですが、安易な減塩のし過ぎは、血圧が保てなくなったり、血栓ができやすくなる恐れがあります。精製された「食塩」ではなく、良質なミネラルが豊富な「天然塩」を適度に取り入れましょう。

小豆と豆乳は美肌効果も抜群

小豆の豆乳ラテ

3分

材料（1人分）
- ゆで小豆…大さじ2
- 豆乳…160mℓ
- 熱湯…適量
- シナモン…適量

作り方
1. ゆで小豆をカップに入れ、少量の熱湯を入れて溶かします。
2. 1に豆乳を注いで電子レンジで温め、シナモンを振りかけます。

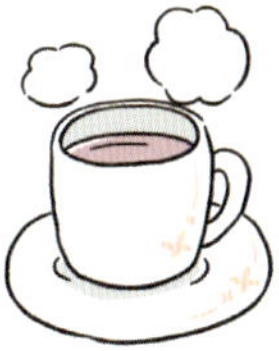

むくみ解消にぴったりのボリュームおかず

キュウリと豚肉の甘酢炒め

15分

材料（3人分）
- キュウリ…2本
- 豚小間切れ肉…100g
- ショウガ…1片
- ごま油…大さじ1
- A しょうゆ…大さじ1
- A 酢…大さじ1
- A 砂糖…小さじ2
- 片栗粉…適宜

作り方
1. キュウリは縦半分にし、食べやすい大きさに切ります。豚肉には片栗粉をまぶしておきます。ショウガはみじん切りにします。
2. フライパンにごま油とショウガを熱し、豚肉を炒めます。肉の色が変わったらキュウリを加えてさっと炒めます。
3. 2にAを合わせたものを入れ、からめながら水気を飛ばします。

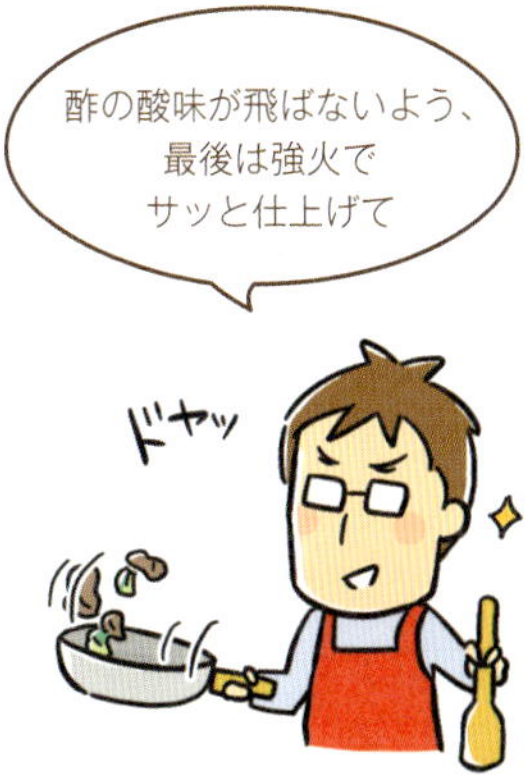
酢の酸味が飛ばないよう、
最後は強火で
サッと仕上げて
ドヤッ

たるみ

コラーゲンの摂取で肌のハリをアップ

たるみのない、ハリのある肌を作るのに欠かせないのはコラーゲン。加齢とともに体内で生成できる量が減るため、積極的に摂取する必要があります。コラーゲンは、ビタミンCと一緒に食べることで生成・吸収されるため、野菜などと組み合わせた食事を心がけて。化粧品などで肌に塗るより、食事で摂る方が確実に美肌に近づきます。

大豆

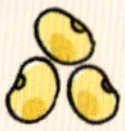

大豆に含まれる良質なたんぱく質はハリやツヤのある肌を作るために欠かせません。また、女性ホルモンと似た働きのあるイソフラボンは美白や保湿の効果が高く、乾燥によるシワの予防にも。

手羽先

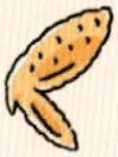

コラーゲンを豊富に含む食材。スープにすれば、煮汁に溶け出たコラーゲンを余さず摂取することができます。他に、鮭やウナギ、砂肝、カレイなどもコラーゲンが多く含まれます。毎日少しずつ摂りましょう。

マカダミアナッツ

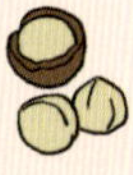

パルミトレイン酸という、人間の皮脂にも含まれる成分が豊富で、たるみやシワの予防、皮膚の再生に効果的です。1日5粒ほどを目安に食べましょう。マカダミアナッツ油も様々な料理に使うことができます。

じゃがいも

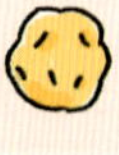

コラーゲン生成や肌の再生に必要なビタミンCが豊富で、加熱によって栄養が壊れにくいのが特徴です。アーモンドなどに含まれる、抗酸化力の強いビタミンEと一緒に摂ることでも、美肌効果をアップできます。

大豆の栄養が丸ごと摂れるきな粉は美肌の強い味方！

きな粉とハチミツのホットヨーグルト

3分

材　料（1人分）　無糖ヨーグルト…80g　ハチミツ…適宜
きな粉…大さじ 1/2

作り方
1 耐熱皿にヨーグルトを入れ、電子レンジで40秒加熱します。
2 1にきな粉とハチミツをかけます。

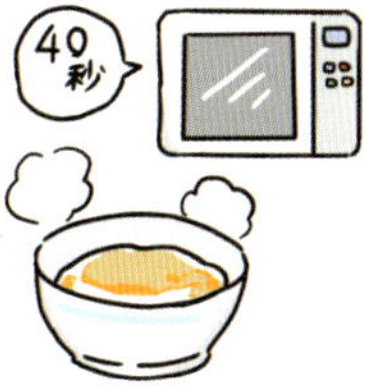

温めると、体の冷えを防いで胃腸にもやさしい

コラーゲンとビタミンCを一緒に摂って肌のハリをアップ

手羽先とじゃがいものスープ

30分

材　料（2人分）
手羽先…4本
じゃがいも…1個
タマネギ…1/2個
A［水…400mℓ
　コンソメの素…1個
塩・こしょう…適宜

作り方
1 タマネギはくし形に切り、じゃがいもは4等分に切ります。
2 鍋に手羽先と1、Aを入れ、具材が柔らかくなるまで煮ます。味をみて塩・こしょうを加えます。

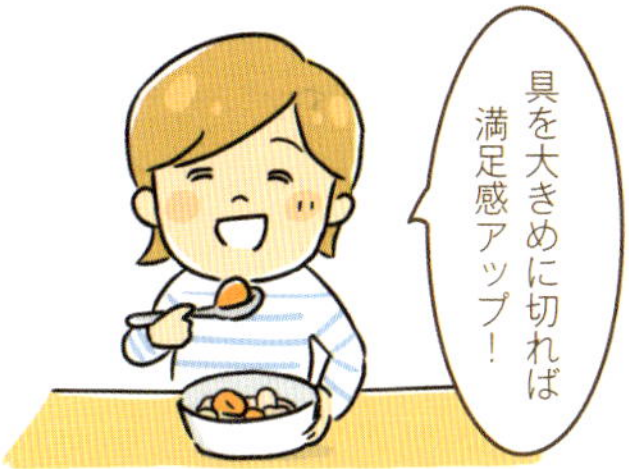

食べ合わせ
手羽先＋じゃがいも
手羽先のコラーゲンは、じゃがいものビタミンCと同時に摂ることでコラーゲンの吸収率がアップ。

毛穴

肌を内側から整えて毛穴レスな肌に

いくらファンデーションを塗ってもなかなかごまかせないのが毛穴。原因は、肌のたるみや、乾燥、皮脂の過剰な分泌など様々で、複数の原因が重なっていることも。保湿などの外側からのケアに加え、皮脂の分泌を抑えたり、ターンオーバーを正常にしたりと、肌の土台作りをすることが大切です。

マグロ

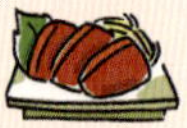

赤身の部分にはビタミンB_6が多く含まれ、皮脂の分泌調整や、肌荒れを防ぐ効果が期待できます。特に月経前はビタミンB_6が不足しがちなので、意識して摂るようにしましょう。

鶏肉

たんぱく質やビタミンB_2が豊富でなめらかな肌作りをサポート。特に、むね肉には良質なたんぱく質がたっぷりで、肌の代謝を促し、たるみ解消に。肌にハリが出ると、毛穴が目立ちにくくなります。

さやいんげん

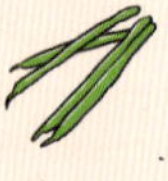

肌の粘膜保護や、皮脂分泌を調整してくれる働きのあるビタミンB_2が豊富で、吹き出物（大人ニキビ）や肌荒れの解消にぴったりです。抗酸化作用も高いので、アンチエイジングの効果も期待できます。

ピーマン

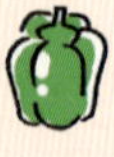

様々なビタミンが含まれますが、特にβ-カロテンとビタミンCが豊富に含まれているので、健康な肌作りに役立ちます。油を使って調理すると、β-カロテンの吸収率がアップします。

美肌に効く組み合わせで肌荒れも解消

さやいんげんのごまみそ和え

10分

材　料（2人分）
さやいんげん…100g
ニンジン…1/3本
A すりごま（白）…大さじ1
　みそ…大さじ1/2
　みりん…大さじ1

作り方
1 さやいんげんは3～4cmの斜め切り、ニンジンは同じ長さの千切りにします。
2 1を熱湯で1～2分ゆで、ザルに上げます。
3 ボウルにAを合わせ、水気を切った2を和えます。

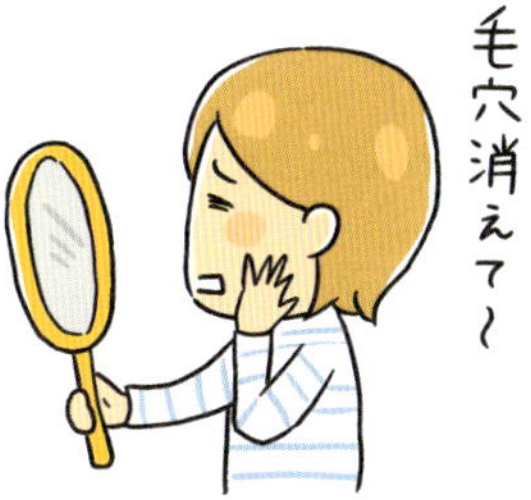

食べ合わせ
さやいんげん＋ごま
ビタミンB_2が豊富なさやいんげんと、ごまのビタミンEで美肌に必要な栄養が一度に摂れます。

β-カロテンは油で炒めれば吸収率アップ！

ピーマンの和風カレー炒め

15分

材　料（3人分）
ピーマン…4～5個
カレー粉…小さじ1
しょうゆ…小さじ1
オリーブオイル…大さじ1/2

作り方
1 ピーマンは縦半分に切って種とヘタを取り、縦1cm幅に切ります。
2 フライパンにオリーブオイルを熱し、1を炒めます。全体に油が回ったらカレー粉としょうゆを入れ、しんなりするまで炒めます。

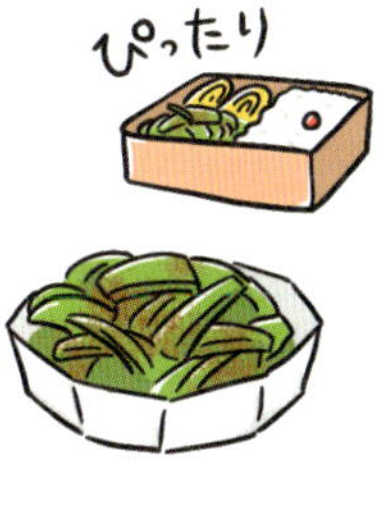

しっかりした味付けなので
お弁当にもぴったり！

目の下のクマ

クマの種類に応じて効果的な栄養を摂る

目の下にクマができると、一気に老けた印象に。クマは大きく分けて3種類あり、解消方法が異なります。血行不良による青グマには、血液をサラサラにする鉄分や葉酸がおすすめ。目元の皮膚のたるみによる黒グマには、抗酸化物質が多い食材が効果的。目元のくすみによる茶グマは、美肌を作るビタミンCなどでケアしましょう。

アサリ

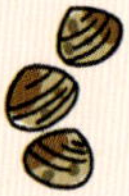

鉄分やタウリンが血流を促進し、青グマを薄くするのに役立ちます。カリウムがむくみを解消するので、黒グマにも効きます。加熱した時に出る汁に栄養が含まれているので、みそ汁や煮込み料理などがおすすめ。

プルーン

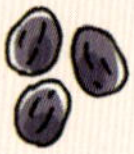

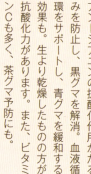

アントシアニンの抗酸化作用がたるみを防止し、黒グマを解消。血液循環をサポートし、青グマを緩和する効果も。生より乾燥したものの方が抗酸化力があります。また、ビタミンCも多く、茶グマ予防にも。

パセリ

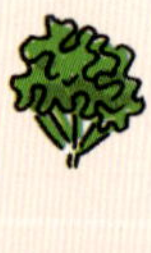

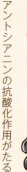

肌のターンオーバーを促し、美白効果のあるビタミンCが豊富。メラニンの色素沈着を防ぐので、茶グマのケアに効果的な食材です。鉄分やミネラル、葉酸も含むので、青グマ対策にも使えます。

クマの見分け方

目元を軽く引っ張った時、クマの色が薄くなるのは「青グマ」。上を向いた時にクマが薄くなるのは「黒グマ」。目元を引っ張っても、上を向いても特に変わらないのは「茶グマ」です。自分がどれかをチェックし、適切なケアを。

ミネラル豊富なプルーンで美肌をキープ

プルーンのピューレ

15分

材　料　ドライプルーン（種なし）…200g
水…100㎖

作り方

1 小鍋にプルーンと水を入れて、弱火で煮ます。

2 プルーンが柔らかくなったら、木べらでつぶします。

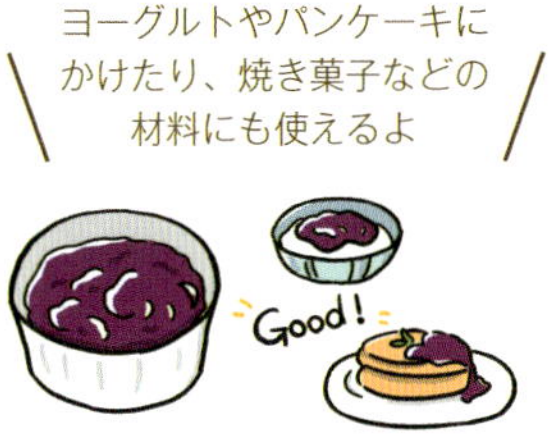
ヨーグルトやパンケーキに
かけたり、焼き菓子などの
材料にも使えるよ
Good!

清潔な瓶に入れ、冷蔵庫で１ヵ月ほど保存可能です。

たっぷりのパセリで血流を改善

鮭のパセリパン粉焼き

20分

材　料（2人分）

生鮭…２切れ
卵…１個
小麦粉…適宜

A［パセリ…大さじ３
　 パン粉…大さじ３

オリーブオイル…大さじ１
塩・こしょう…少々

作り方

1 鮭は３等分のそぎ切りにし、塩・こしょうを振ります。Aは合わせておきます。

2 鮭に小麦粉を薄くつけたら、余分な粉をはたいて溶き卵にくぐらせ、Aをたっぷりつけます。

3 フライパンにオリーブオイルを熱し、両面を焼きます。

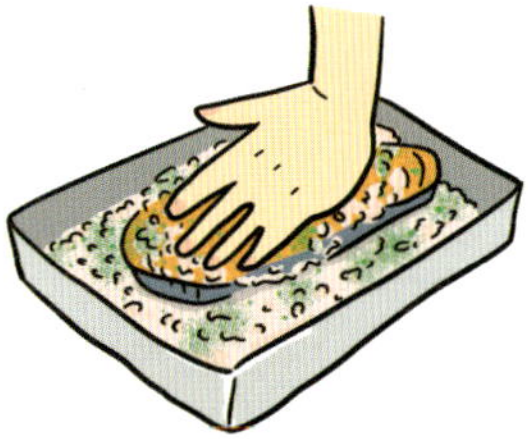

パン粉は上からギュッと
押さえるとしっかりつきます

髪の傷み

たんぱく質や亜鉛で美しい髪をキープ

加齢によって新陳代謝が落ちると、髪に十分な栄養が届かなくなります。また、紫外線で髪がダメージを受けると、枝毛や切れ毛などのトラブルを招いてしまいます。髪の健康をサポートする3大栄養素のたんぱく質・ビタミン・亜鉛を摂り、紫外線ケアで髪を守りましょう。また、ストレスや喫煙なども髪の老化につながるので注意を。

チーズ

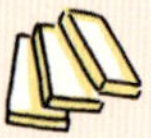

たんぱく質が不足すると、髪にツヤやコシがなくなります。チーズは「白い肉」と呼ばれるほど良質なたんぱく質を含んでおり、消化吸収しやすいのが特徴。ビタミンAも多く、新陳代謝を促して頭皮を健康にします。

羊肉

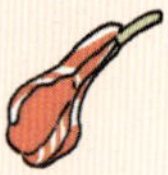

髪の主成分は、ケラチンと呼ばれるたんぱく質。それを作るのがL-システインで、食肉の中では羊肉に多く含まれます。他にも鉄分や亜鉛、ビタミンB群など、髪を強くし、美容に役立つ成分がたっぷり。

大豆

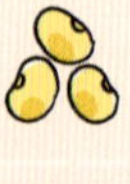

女性ホルモンの分泌量の低下も、髪の老化に影響します。大豆には女性ホルモンのエストロゲンと似た働きをするイソフラボンが多く、髪の成長などに役立ちます。髪とともに肌もきれいにする、嬉しい食材です。

カキ

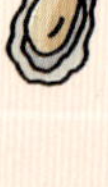

豊富な亜鉛が、抜け毛の原因となる酵素の働きを抑えます。たんぱく質の吸収をサポートし、健康な髪を作る効果も。亜鉛は疲労やストレス、汗などで失われやすく、体内で合成されないので、意識的に摂って。

たんぱく質やビタミン豊富な羊肉はアンチエイジングの味方

ラムチョップのグリル

15分

（材料をつけておく時間は除く）

材　料
（2人分）

ラムチョップ…4本
タマネギ…1/4個

A
- 粒マスタード…小さじ1
- 酢…小さじ1
- オリーブオイル…小さじ1

作り方

1 ジッパー付き保存袋にAとすりおろしたタマネギを合わせて、ラムチョップをもみ込み、15分おきます。

2 1の汁気を切り、魚焼きグリルで両面焼きます。

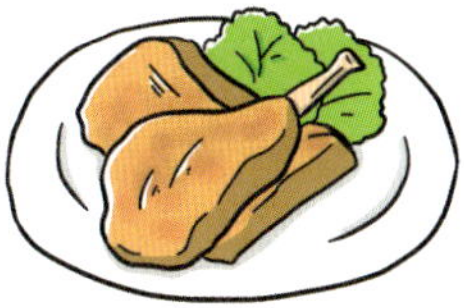

豆腐をホワイトソースの代わりにしたヘルシーメニュー

豆腐ときのこの和風グラタン

15分

材　料
（2人分）

木綿豆腐…1丁
しめじ…1/2パック
マイタケ…1/2パック

A
- みそ…大さじ1
- みりん…小さじ1

ピザ用チーズ…60g

作り方

1 豆腐は水切りしておきます。しめじ、マイタケは石づきを落としてほぐします。

2 ボウルにAを合わせ、1を入れて豆腐を崩しながら混ぜ合わせます。

3 2を耐熱皿に入れ、チーズをのせ、焼き色が付くまで8～10分焼きます。

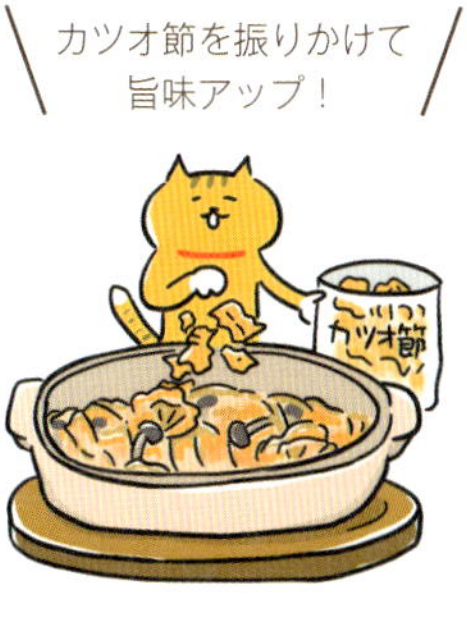

豆腐は、二枚重ねにしたキッチンペーパーに包んで耐熱皿に入れ、電子レンジで3分ほど加熱すると水切りできます。

白髪

栄養を補給して
体の中から白髪ケア

年齢を重ねると、髪を黒く保つ色素（メラニン色素）を作る細胞の働きが衰えたり、栄養不足になるなどして、白髪ができやすくなります。

加齢の他にも、食生活の乱れや精神的なストレスなども、白髪の原因になります。カルシウムやミネラルが豊富な海藻類などを摂り、髪のすみずみまで栄養を行き渡らせましょう。

ひじき

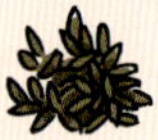

ひじきに多く含まれるカルシウムは、メラニン色素を作る細胞を活性化します。また、髪を美しく保つ効果もあります。亜鉛などのミネラルも豊富で、新陳代謝を促します。ヒ素含有量の低い韓国産が◎。

レバー

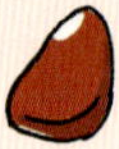

牛レバーには亜鉛や銅などのミネラルが豊富です。銅には、髪がメラニン色素を作るスピードを速める働きがあります。また、豚レバーには、髪や頭皮の成長を促すビタミンB_2が多く含まれています。

海藻類

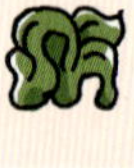

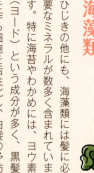

ひじきの他にも、海藻類には髪に必要なミネラルが数多く含まれています。特に海苔やわかめには、ヨウ素（ヨード）という成分が多く、黒髪を作る細胞を活性化し、白髪の予防や改善に効果があります。

食品添加物にも注意

白髪の予防には、食品添加物を避けることも大切です。レトルト食品を食べ過ぎると、髪に必要な栄養が摂れず、白髪の原因となります。また、食品添加物を消化するために、髪に必要なビタミンやミネラルが使われてしまいます。

黒い食材は美髪に欠かせない！

海苔の佃煮

15分（材料をなじませる時間は除く）

材　料　焼き海苔…5枚　しょうゆ…大さじ2　砂糖…大さじ1/2
水…100㎖　みりん…大さじ1

作り方

1 海苔は適当な大きさにちぎって鍋に入れます。

2 **1** に他のすべての材料を入れ、そのまま10分なじませた後、弱火にかけて、木べらでかき混ぜながら煮詰めます。

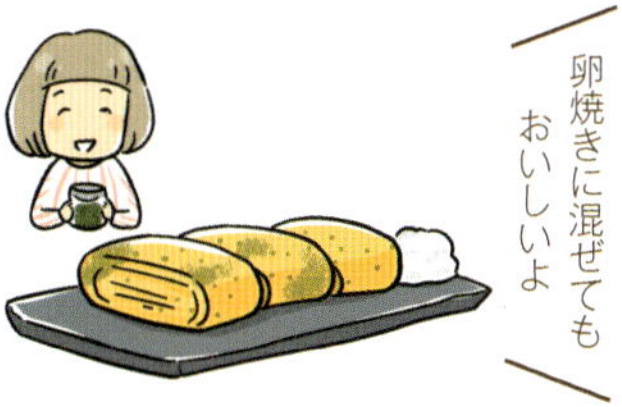
卵焼きに混ぜても
おいしいよ

ひじきのミネラルと枝豆のたんぱく質で健康な髪を作る

ひじきと枝豆のつくね

30分（ひじきを水で戻す時間は除く）

材　料（3人分）
鶏ひき肉…250g
ひじき…小さじ2
枝豆（正味）…60g
サラダ油…大さじ1
A ┌ 溶き卵…1/2個分
　 │ しょうゆ…小さじ1/2
　 └ 片栗粉…小さじ2
ショウガ…1/2片

作り方

1 ひじきは水で戻し、水気を切ります。枝豆はゆでて実を出します。ショウガはすりおろします。

2 ボウルに、鶏ひき肉、**1**、A を入れてよく混ぜます。

3 フライパンに油を熱し、**2** をスプーン2本で丸めながら落とし、両面を焼きます。

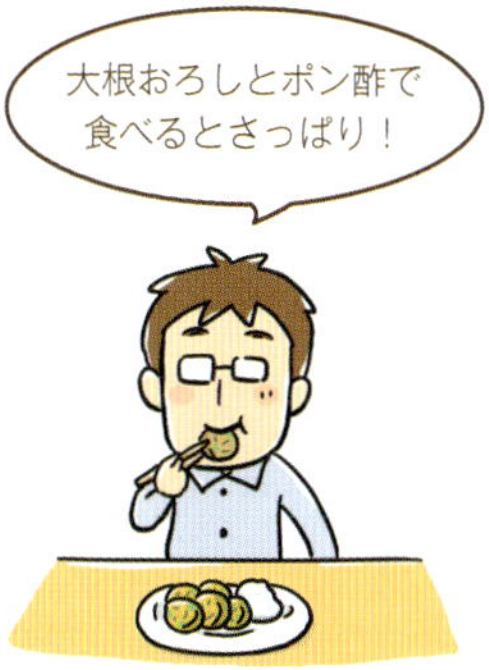
大根おろしとポン酢で
食べるとさっぱり！

抜け毛

栄養バランスと血行促進を心がけて

抜け毛も白髪と同様に、髪に栄養が不足している時に起こりがちです。頭皮の老化をくいとめるアスタキサンチンや、発毛を促すアスパラギン酸などが含まれた食品を摂り、抜け毛の予防・改善に努めましょう。

頭皮が固くなり血行が滞ると、髪が抜けやすくなります。頭皮マッサージをするなど、血行促進も心がけましょう。

エビ

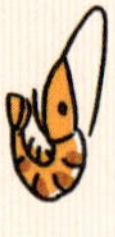

強い抗酸化作用があり、頭皮の老化をくいとめるアスタキサンチンが豊富です。アスタキサンチンは赤い色素で、エビの他、カニや鮭など赤みのある食品にたくさん含まれています。

もずく

もずくに含まれる食物繊維のフコイダンは、育毛剤などにも使われる成分です。髪の細胞を活性化する働きがあり、新陳代謝をよくして健康な髪を作ります。抜け毛の他、生活習慣病の予防にも効果的です。

アスパラガス

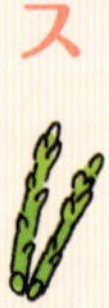

アスパラガスから発見されたアスパラギン酸は、髪の主な成分であるアミノ酸の一つで、発毛を促します。アスパラガスの穂先に多く含まれている他、もやしなどの豆類にも入っています。

ハチミツ

亜鉛などのミネラルを多く含み、健康な髪を作る働きを促します。また、ビタミンB群も多く、皮脂の量をコントロールするビタミンB_2が頭皮の環境をよくして、抜け毛や切れ毛を予防します。

手軽に飲んで抜け毛予防に！

ハチミツレモン

5分
（冷蔵庫でおく時間は除く）

材　料　レモン（国産無農薬のもの）…1個
ハチミツ…150g程度

作り方

1 レモンはよく洗い、水気を拭いて皮ごと薄切りにします。

2 密閉できる清潔な瓶に1を入れ、ハチミツを注ぎます。冷蔵庫で半日～1日おいて完成。

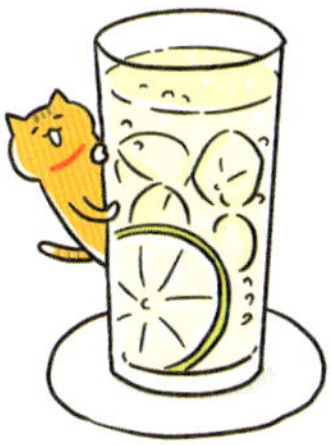

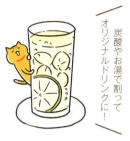

炭酸やお湯で割ってオリジナルドリンクに！

食べ合わせ
ハチミツ＋レモン　レモンのクエン酸とビタミンCは、ハチミツに含まれる亜鉛の吸収を高めます。

抗酸化作用の高い2つの食材を使って頭皮も若々しく！

エビとアスパラガスの卵炒め

15分

材　料（2人分）
むきエビ…100g
アスパラガス…5～6本
卵…2個
塩…小さじ1/2
ごま油…大さじ2
片栗粉…適宜

作り方

1 エビは熱湯でゆで、水気を切って片栗粉をまぶします。アスパラガスは斜め薄切りにします。

2 卵を溶きほぐし、塩を加え、フライパンにごま油大さじ1を熱して炒めます。半熟になったら取り出します。

3 フライパンに残りのごま油を熱し、1を炒めます。エビに火が通ったら2を戻してからめます。

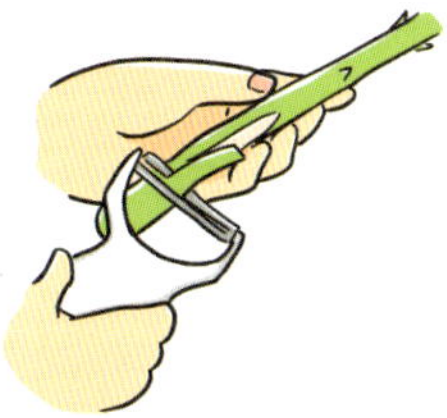

アスパラガスの硬い部分はピーラーなどで皮をむいてね

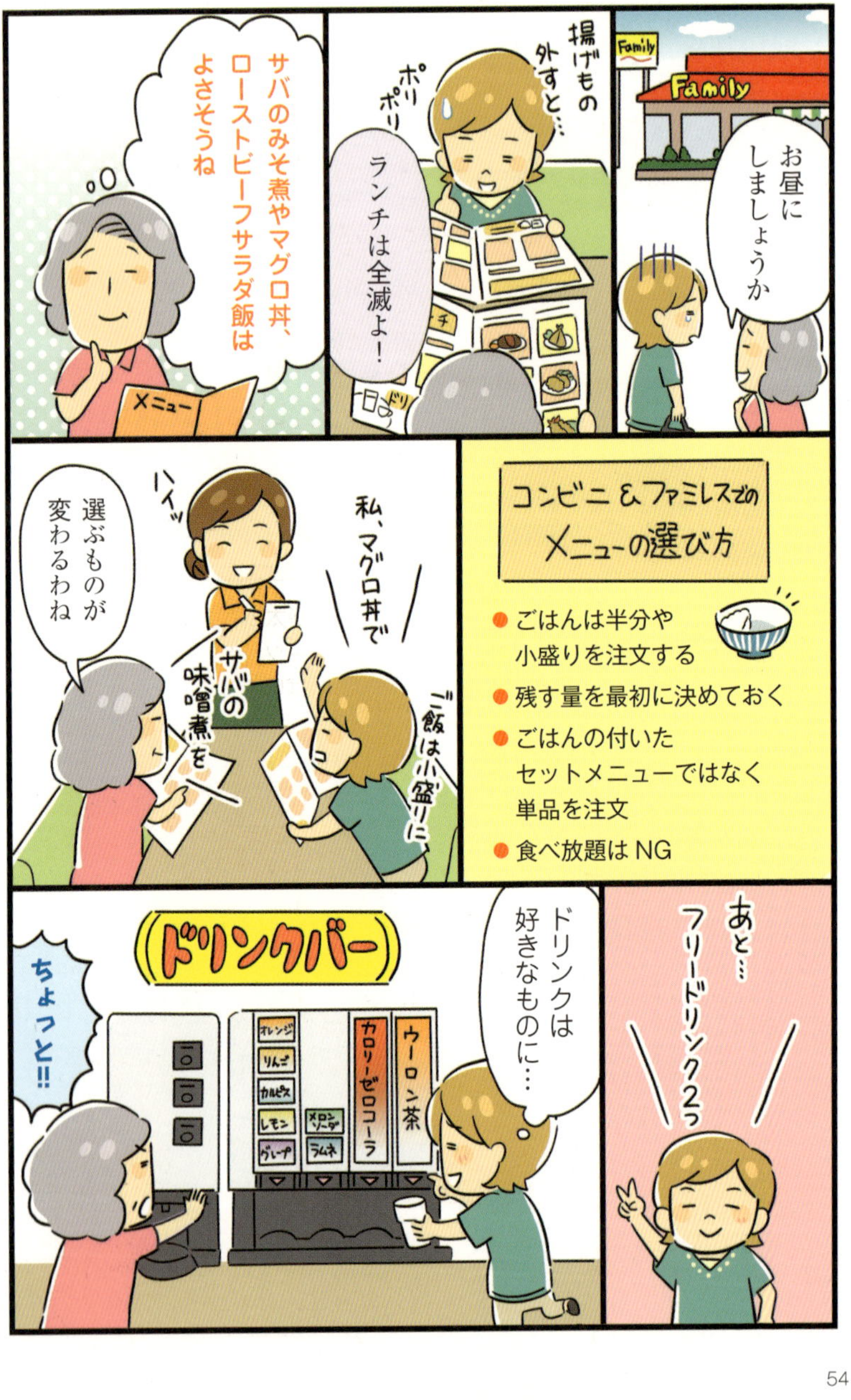
Family
Family
お昼にしましょうか
揚げもの外すと…
ポリポリ
ランチは全滅よ！
サバのみそ煮やマグロ丼、ローストビーフサラダ飯はよさそうね
メニュー
コンビニ＆ファミレスでのメニューの選び方
ごはんは半分や小盛りを注文する
残す量を最初に決めておく
ごはんの付いたセットメニューではなく単品を注文
食べ放題はNG
私、マグロ丼で
ご飯は小盛りに
ハイッ
サバの味噌煮を
選ぶものが変わるわね
あと…フリードリンク2つ
ドリンクは好きなものに…
ドリンクバー
オレンジ
りんご
カルピス
レモン
グレープ
メロンソーダ
ラムネ
カロリーゼロコーラ
ウーロン茶
ちょっと!!

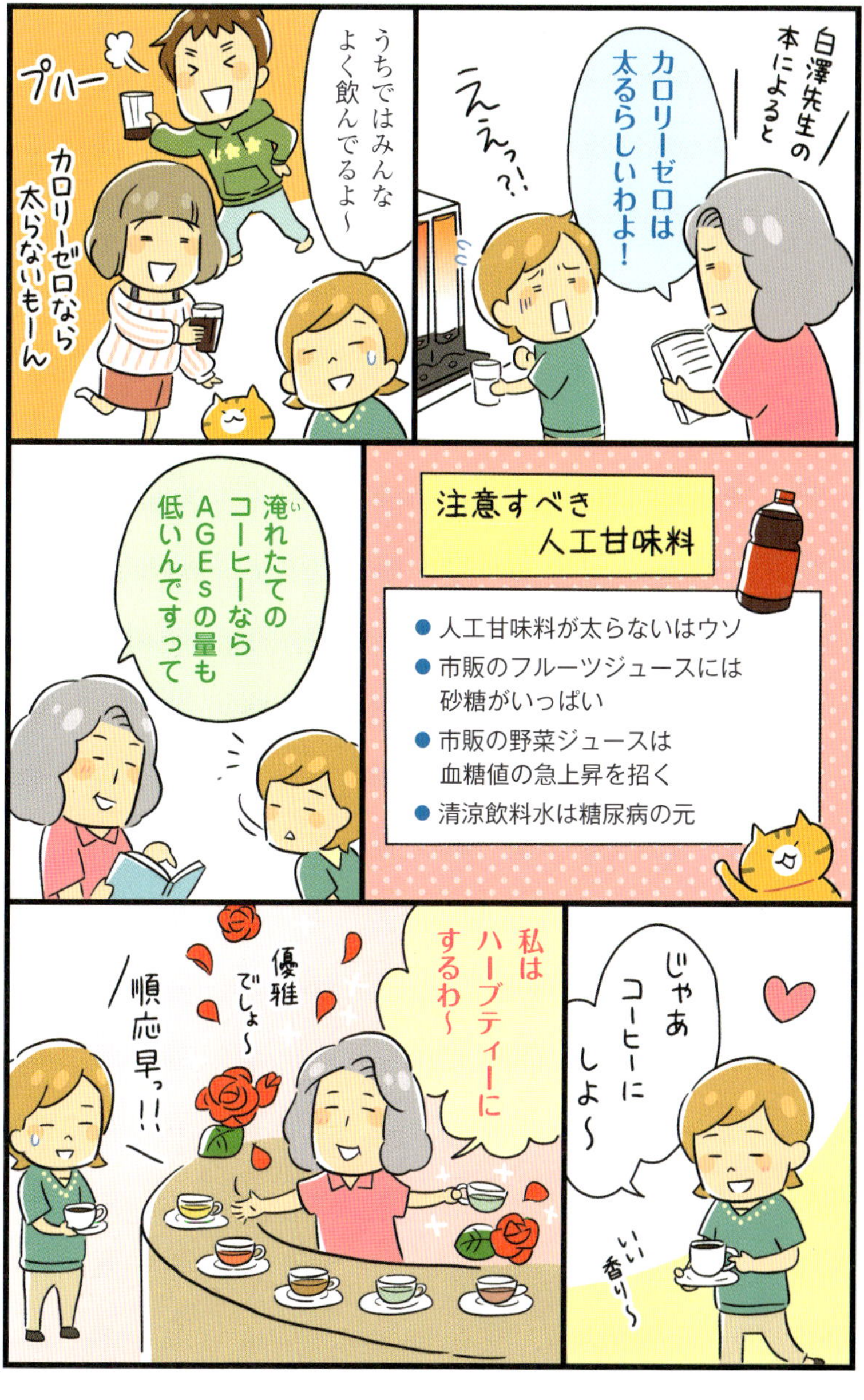
白澤先生の本によると
カロリーゼロは太るらしいわよ!
ええっ?!
うちではみんなよく飲んでるよ~
プハー
カロリーゼロなら太らないも～ん
注意すべき人工甘味料
● 人工甘味料が太らないはウソ
● 市販のフルーツジュースには砂糖がいっぱい
● 市販の野菜ジュースは血糖値の急上昇を招く
● 清涼飲料水は糖尿病の元
淹《い》れたてのコーヒーならAGEsの量も低いんですって
じゃあコーヒーにしよ~
いい香り~
私はハーブティーにするわ~
優雅でしょ~
順応早っ!!

デトックス

デトックス効果を高める食材

体の中にたまった毒素や老廃物は、尿や便として8割ほど排出される仕組みになっていますが、デトックス効果の高い食材を取り入れることでさらに便通がよくなります。旬の野菜を中心に、有害物質の吸着効果があるビタミンC、水銀など有害金属類を捕獲して排出するクエン酸などを含む食材をバランスよく摂取しましょう。

タマネギ

切った時に目が痛くなる成分の硫化アリルには、血液をサラサラにし、新陳代謝をアップする働きがあります。水に溶けやすい性質があるため、水にさらして食べる場合はつけおく時間を1～2分にしましょう。

パクチー

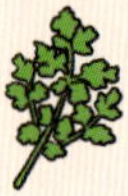

水銀・ヒ素・カドミウム・銀など、体内の有毒物質を排出するキレート作用が注目されています。また、利尿作用があるカリウムも豊富に含むため、尿と一緒に老廃物が排出されデトックス効果が期待できます。

ミョウガ

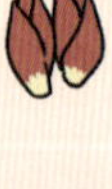

タマネギと同様、硫化アリルが多く含まれるため、血液をサラサラにする効果があります。ヒノキの香り成分と同じαピネンも成分の一つで、これが発汗作用を促し、むくみを取り、リラックス効果も発揮します。

昆布

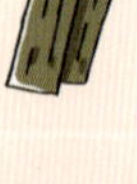

粘つきの元となる成分のアルギン酸は、水溶性食物繊維で胃液により消化されないため、腸までそのまま届き、不要物と一緒に排泄されます。基礎代謝を活発にする働きのあるヨウ素の含有量は抜群に多い食材です。

梅

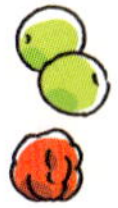

主成分であるクエン酸は腸内の悪玉菌を殺菌するなどして、便秘や下痢を改善する効果があります。ただし、未成熟な青梅（の種）には有害な青酸化合物が含まれるため、生食は避けるようにしましょう。

ローズマリー

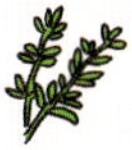

地中海沿岸原産のシソ科の植物。利尿作用があるため、ホットハーブティーなどにして体を温めることでホルモンバランスも整います。抗酸化作用が高く、アンチエイジングにも効果があるとされています。

ニンニク

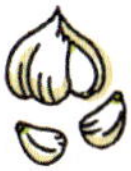

水溶性食物繊維のアリシンにより、整腸作用が期待できます。強い殺菌効果もあり、ウイルスなどから体を守ります。刺激が強いので生食での食べ過ぎに注意し、1日に1～2片程度の摂取にとどめましょう。

わさび

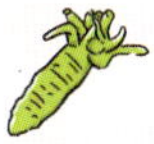

6-MITCの成分が体内に蓄積されている重金属や化学物質を解毒し、体の外側に追い出す役割を果たします。同時に、体内の余分な水分も吐き出してくれる作用があるので、むくみ改善の効果もあり。

赤ワインで老化予防

1日グラス2杯で健康に

善玉コレステロールを増加させ、動脈を保護する効果があるタンニンは血管の老化防止の助けになります。

また、ポリフェノールのレスベラトロールに高い抗酸化作用と抗炎症作用があるため、血液をサラサラにしたり、老化の原因となる細胞の酸化を防ぐ効果があります。1日の摂取量はグラス2杯程度がいちばん健康に良いとされています。週に1日は休肝日をつくって楽しみましょう。お酒が飲めない人は肉の赤ワイン煮込みにして摂る方法も。

パクチーはたっぷりのせればデトックス効果大

アサリとパクチーの汁ビーフン

20分

材　料（2人分）

- アサリ（砂抜き）…300g
- ビーフン…100g
- パクチー…1/2束
- A［水…600mℓ／鶏ガラスープの素…小さじ2］
- ナンプラー…大さじ1/2

作り方

1 ビーフンは表示時間通りにゆで、水にさらしてザルに上げます。パクチーは根元を落として5cmの長さに切ります。

2 鍋にAを入れて火にかけ、煮立ったらアサリを加えます。アサリの口が開いたらナンプラーを入れます。

3 **2**に**1**を入れ、ひと煮立ちさせます。

残ったパクチーは
湿ったキッチンペーパーに
包み、ジッパー付き保存袋に
入れて野菜室へ

いろいろな料理に酢を取り入れてデトックス

酢タマネギ

10分
（冷蔵庫でおく時間は除く）

材　料（4人分）

- タマネギ…1個
- 塩…4g
- A［りんご酢…240mℓ／ハチミツ…大さじ2］

作り方

1 タマネギは薄切りにし、塩を入れて混ぜます。

2 清潔な瓶にAを合わせ、**1**を入れてよく混ぜます。フタをして冷蔵庫で1日おきます。

揚げ物の付け合わせにすると
代謝の促進に！

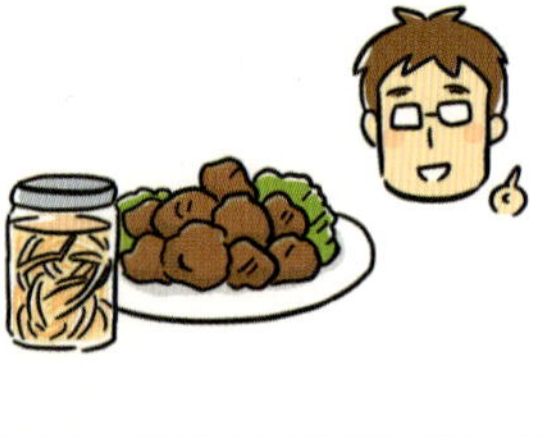

爽やかなドリンクで体もスッキリ

(冷蔵庫でおく時間は除く) 5分

ローズマリーのデトックスウォーター

材　料
(2人分)

ローズマリー…10cmほど
冷凍ミックスベリー…100g
ミネラルウォーター…300mℓ

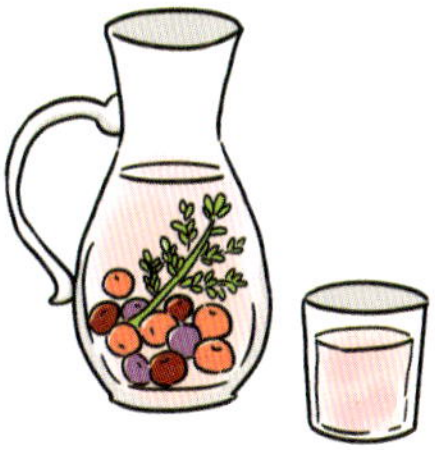

作り方

1 清潔な瓶に、ローズマリーと冷凍ミックスベリーを入れ、ミネラルウォーターを注ぎます。

2 フタをして、冷蔵庫で1時間ほどおきます。

常備の梅干しやとろろ昆布で手軽に作れる！

15分

焼きナスの梅とろろ昆布のせ

材　料
(2人分)

ナス…3本
とろろ昆布…10g
梅干し…2個
ごま油…大さじ1

作り方

1 ナスは1cm幅の輪切りにします。梅干しは種を取り、包丁で叩きます。

2 フライパンに油を熱し、ナスを入れ、フタをして中火で蒸し焼きにします。

3 ナスが柔らかくなったら、皿に盛り、とろろ昆布と梅干しを和えます。

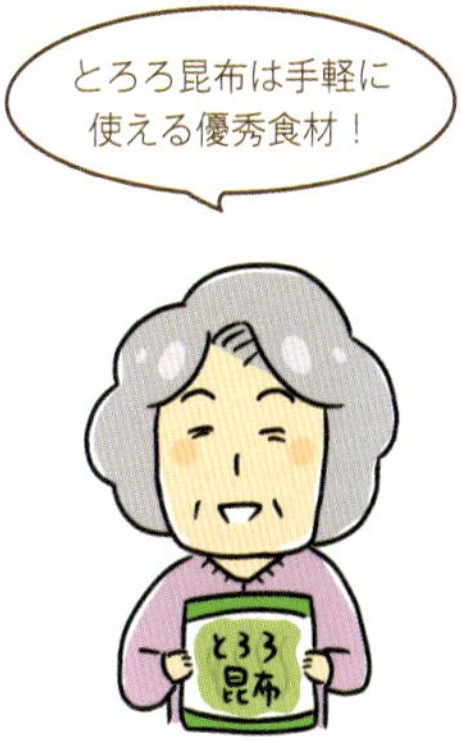
とろろ昆布は手軽に
使える優秀食材！
とろろ
昆布

貧血

日々の鉄分補給で貧血を遠ざける

貧血とは、血液の成分である赤血球数やヘモグロビンの減少で体内の細胞に酸素が不足してしまう状態のこと。日常生活の中で汗や尿などから毎日1ミリグラムほどの鉄を失うため、予防・改善には食べものから鉄分を摂取することが必要です。鉄は体に吸収されにくい栄養素なので、ビタミンCと一緒に摂取し、鉄分の吸収率を高めましょう。

赤身肉（牛・豚）

たんぱく質や鉄分、脂肪の燃焼を助けるL・カルニチンが多く含まれます。鉄分が血中のヘモグロビンを増やし、血の流れを良くする効果あり。赤身のモモ肉はバラ肉の半分程のカロリーでダイエットにも最適。

切り干し大根

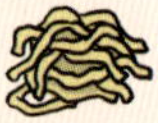

鉄分やカルシウムなどミネラルだけでなく、造血の役割がある銅や亜鉛なども含んでいます。水で戻す際に水溶性のビタミンやミネラルが水に溶け出しやすいため、10～20分をめどに。長時間水にさらすことは厳禁。

カツオ

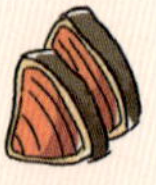

赤血球の生成を促すビタミンB_{12}と鉄分の含有量は魚類の中でも群を抜いています。ビタミンCを含む野菜と一緒に食べて吸収率を上げましょう。血合いの部分にはアミノ酸やミネラルがふんだんに含まれています。

プルーン

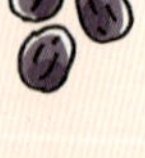

造血を促すビタミンB群や銅、葉酸などが豊富に含まれるため、貧血予防効果が高い食品です。また、強い抗酸化作用があるネオクロロゲン酸というポリフェノールもあるため、アンチエイジング効果もあり。

鉄分たっぷりのカツオとレモンを組み合わせて貧血予防に

カツオのレモンじょうゆがけ

10分

材　料（2人分）
カツオのたたき…1さく
タマネギ…1/2個
シソ…1～2枚
A　しょうゆ…大さじ2
　　みりん…大さじ1/2
　　レモン汁…大さじ1

作り方
1 カツオは食べやすい厚さに切ります。シソは千切りに、タマネギは薄切りにして水にさらし、水気を切ります。

2 カツオを器に盛り、タマネギとシソを散らします。Aを合わせてかけます。

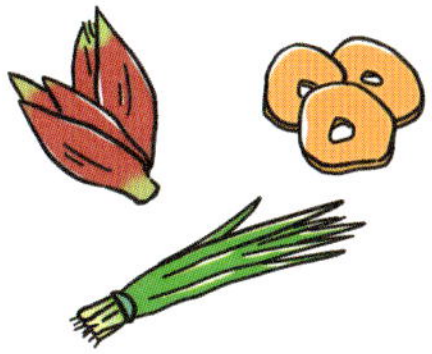

ミョウガ、ニンニク、アサツキなど、薬味たっぷりにしてもおいしいよ

食べ合わせ
カツオ＋レモン
レモンのビタミンCによって、カツオに含まれるヘム鉄の吸収率がアップします。

ボリュームたっぷりの一品で鉄分をチャージ

切り干し大根とキムチの炒め煮

20分

材　料（2人分）
切り干し大根…30g
豚小間切れ肉…80g
白菜キムチ…80g
A　だし汁…200㎖
　　しょうゆ…小さじ1
ごま油…大さじ1

作り方
1 切り干し大根は水で戻し、水気を絞ります。豚肉はひと口大に切り、キムチはざく切りにします。

2 フライパンにごま油を熱し、豚肉を炒め、色が変わったら切り干し大根、キムチ、Aを加えて煮汁が少なくなるまで煮ます。

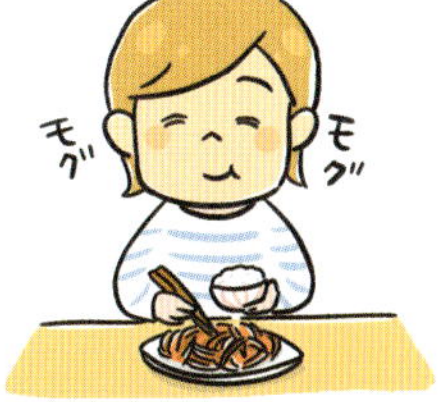

冷え性

血行改善でポカポカ体質に

冷え性は不規則な生活習慣や食生活の乱れから栄養バランスが崩れて起こるとされています。手足など末端部分の冷えに悩む人が多く、人によっては頭痛や腰痛、肩こりの症状を伴うことも。改善には、血流を促進する食品を摂ります。一方、ナスやキュウリなどの夏野菜や生野菜のような体を冷やす食べものの摂取は避けましょう。

カボチャ

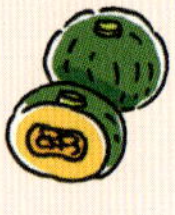

末梢血管を拡張し血流をよくする役割があるビタミンEの含有量としては野菜類の中でもトップクラスです。100グラムのカボチャで1日に必要なビタミンの半分が摂取できるため、積極的に取り入れましょう。

ショウガ

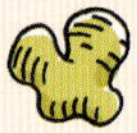

辛味成分のジンゲロールが血管を拡張し、血行促進する作用があります。加熱することでショウガオールという成分に変わりますが、これには体の芯から温めてくれる効果があり、徐々に冷えを解消してくれます。

酒粕

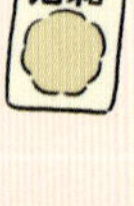

甘酒にして飲む他、鍋や魚料理に調味料として使うこともできます。摂取すると、酒粕に含まれているたんぱく質が分解されてできる酒粕分解ペプチドに変わり、血管拡張&血行改善に効くとされています。

ニンニク

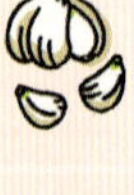

強いにおいの元であるアリシンという成分が加熱されると、毛細血管を広げるスコルジニンという成分に変わります。加熱し過ぎには注意。すりつぶしたり、刻んだりして摂取するのがおすすめです。

冷えとり食材は干してさらにパワーアップ

干しショウガ

5分（干す時間は除く）

材　料　ショウガ…適量

作り方

1 ショウガはよく洗い、皮付きのまま薄切りにします。

2 1をザルに並べて、天日で3～4日干します。表面が乾いて、水分が完全に抜けたら完成です。

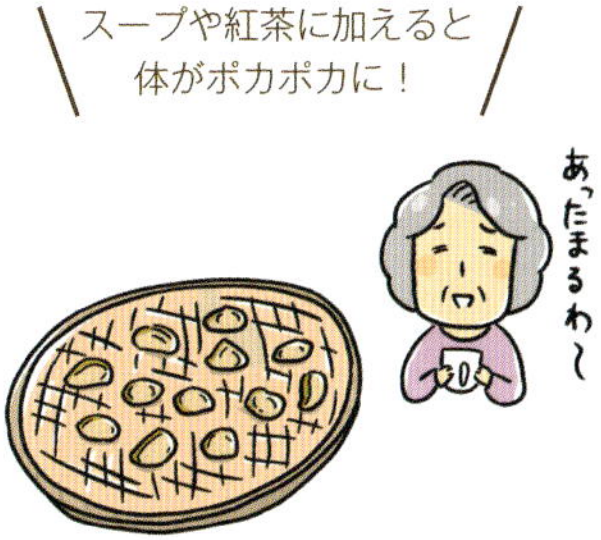
スープや紅茶に加えると
体がポカポカに！
あったまるわ〜

外に干すのが難しい場合は、風通しのよい室内でもOK。100℃のオーブンで約1時間焼く方法もあります。密閉容器に入れ、冷蔵庫で2ヵ月保存可能です。

常備菜やお弁当の一品に加えて冷え体質を改善

カボチャとアーモンドのサラダ

20分

材　料（2人分）

カボチャ…1/4個
アーモンド…70g
A［ヨーグルト…80g
　 マヨネーズ…30g

作り方

1 カボチャは種とわたを取り、適当な大きさに切って蒸し器で蒸します。竹串が刺さるくらいになったらボウルに移し、つぶします。

2 アーモンドはビニール袋に入れ、めん棒などで叩きます。

3 Aを合わせて1に入れ、2を加えてさっくり混ぜます。

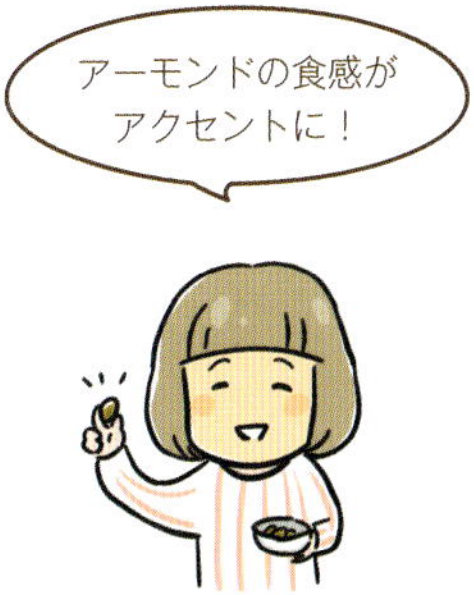
アーモンドの食感が
アクセントに！

頻尿

筋力&ビタミンEで トイレ回数を減らす

1日8回以上の排尿がある場合を頻尿といい、原因として腎臓や膀胱機能の衰え、体の冷え、ホルモンバランスの乱れなどが考えられます。頻尿の原因には心臓疾患など重大な病気の可能性もあるため、病院で受診しておくと安心です。改善には腎機能や尿道の筋肉を強化する食べものがおすすめ。ビタミンEは冷えからくる頻尿に効果的。

やまいも

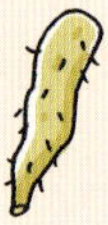

薬膳では「山葉」と呼ばれ、効能が高いことで有名。尿道を開閉する筋肉を鍛えるマグネシウムが含まれています。腸での吸収率を高めるため、すりおろして食べましょう。頻尿を引き起こす糖尿病の予防にも効果的。

黒ごま

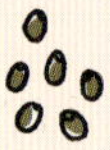

女性ホルモンのバランスを整えるポリフェノール・ゴマリグナンは、自律神経の乱れによる頻尿に効果あり。1日の摂取量の目安は大さじ1～2程度で、すりつぶすことで栄養が吸収されやすくなります。

ぎんなん

ビタミンEが豊富。尿道括約筋《かつやくきん》を強くしたり、尿意を抑える働きがあるため、夜尿症の改善にも効果的です。過度の摂取で嘔吐・けいれんなどの症状が現れる可能性あり。一度に食べるのは5～6個を限度に。

ぎんなんは封筒に入れて
電子レンジで1分
加熱するとホクホクに

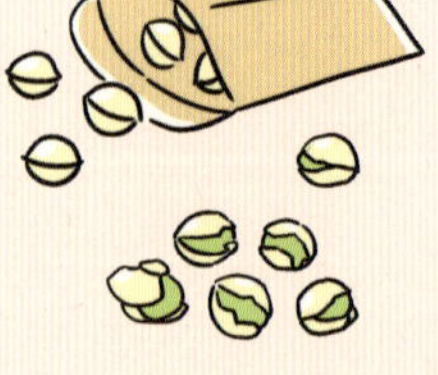

※ぎんなんは体内のビタミンB6が少ない人の場合、5～6個でも中毒になる可能性があるため注意

黒ごまが腎臓の働きをサポート

黒ごま汁粉

30分

材　料（2人分）
白玉粉…80g
絹ごし豆腐…100g
豆乳…300㎖
A ［ 黒ねりごま…40g
　　砂糖…40g
　　塩…少々

作り方

1 白玉粉に豆腐を崩しながら加えてこね、ひと口大に丸めて熱湯でゆでます。浮いてきたら冷水に取り、ザルに上げて水気をとります。

2 鍋にAを入れ、豆乳を少しずつ加え、かき混ぜながら、加熱します。

3 器に **1** を入れ、**2** を注ぎます。

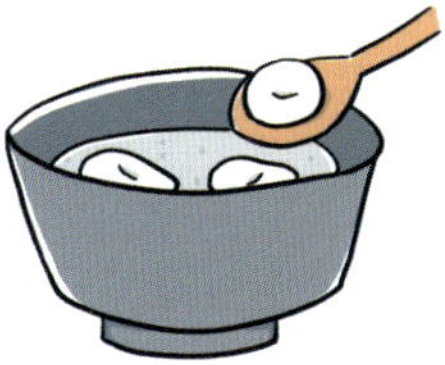

白玉は真ん中をへこませると
火の通りが均一になるよ

マグネシウム豊富なやまいもで不快な症状をやわらげる

やまいもとチーズのふわふわ焼き

30分

材　料（2人分）
やまいも…100g
鶏ひき肉…50g
卵…1個
しょうゆ…小さじ2
ピザ用チーズ…大さじ2
カツオ節、きざみ海苔…適量

作り方

1 ボウルにやまいもをすりおろし、鶏ひき肉、溶き卵、しょうゆ、チーズを加えて、よくかき混ぜます。

2 **1** を耐熱容器に入れ、オーブントースターで15分焼き、カツオ節ときざみ海苔を振りかけます。

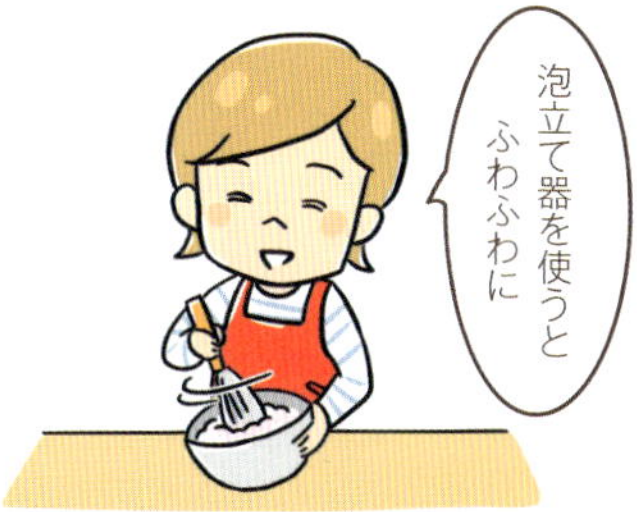

うつ

脳内を活性化させ、元気を取り戻す

脳内の神経伝達物質（セロトニン、ノルアドレナリン）の働きが悪くなるのと同時に、身体的要因、心理的なストレス、遺伝的要因など、様々な要因が重なってうつが発症します。青魚などに含まれるオメガ3系の脂肪酸を意識的に摂ったり、気分のコントロールをする脳内物質セロトニンを作るトリプトファンを摂取したりしましょう。

クルミ

α-リノレン酸がうつ症状の軽減に役立つため、日常的に摂取していくことで発症リスクを下げることができます。比較的多く含まれているトリプトファンも、セロトニンとなって精神安定作用を発揮します。

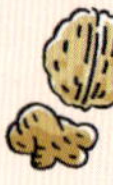

セロリ

独特の香りには、イライラを鎮めリラックス効果があります。また、ポリフェノールの一種アピインが精神を安定させる役割があります。葉にも栄養がたくさんあるので、茎と合わせてすべて摂取しましょう。

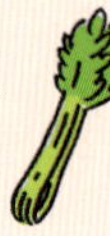

バナナ

うつ症状の改善のために効果があるトリプトファン、マグネシウム、ビタミンB_6がまとめて摂取できます。推奨されているビタミンB_6の摂取量は、バナナ1本でほぼ摂取できます。低農薬のエクアドル産がおすすめ。

チーズ

体内では作れない必須アミノ酸のフェニルアラニンや、非必須アミノ酸のチロシンという物質が脳内でドーパミン生成に関わり、意欲を湧き上がらせることにつながります。イラつきを抑えるカリウムも豊富。

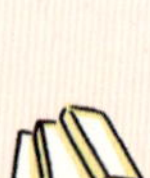

乳製品とクルミの効果で自律神経を整える

クルミとクリームチーズのディップ

20分

材　料（2人分）

クリームチーズ…70g
クルミ…15g
ハチミツ…大さじ1

作り方

1 ボウルにクリームチーズを入れ、滑らかになるまで混ぜます。

2 フライパンを熱し、クルミをから炒りし、粗熱が取れたら細かく刻みます。

3 **1**に**2**を入れ、ハチミツを加えて混ぜます。

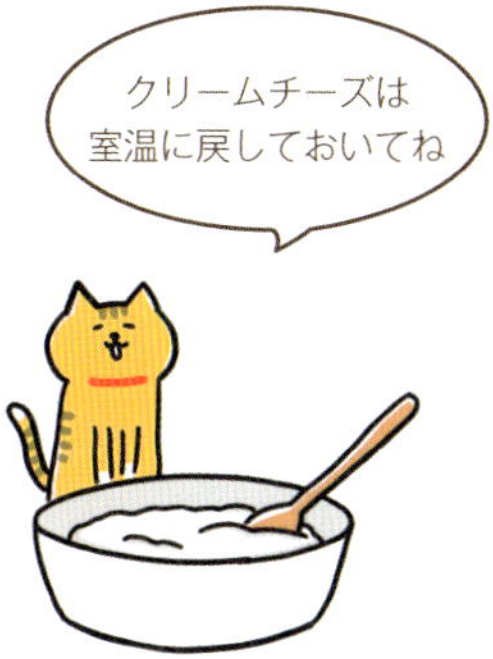

カレーのスパイスにもストレス緩和効果あり

セロリと豚肉のカレー炒め

15分

材　料（2人分）

セロリ…1本
豚小間切れ肉…150g
オリーブオイル…大さじ1
カレー粉…小さじ1
塩・こしょう…少々

作り方

1 セロリの茎は幅5mmの斜め切り、葉はざく切りにします。

2 フライパンに油を熱し、**1**と豚肉を炒めます。

3 セロリがしんなりしたら、カレー粉を加えてからめ、塩・こしょうを振ります。

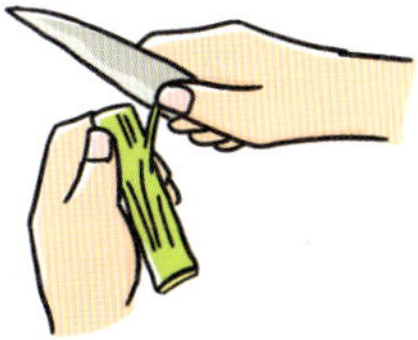

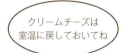

セロリは筋を取ると
食感がよくなります

月経痛

血行改善&下半身を温めて痛みを退治

月経中に下腹部に痛みを感じる症状で、痛みの大小には個人差があります。痛みをやわらげる基本的な方法は、入浴などで下半身を温め、血行を良くすること。朝ごはんを摂るなど食生活のバランスを整え、冷たい飲食物を避けることも大切です。子宮収縮を抑える働きのあるマグネシウムが豊富な食材（ショウガ、ナッツ類など）がおすすめ。

アーモンド

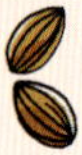

食品中でビタミンEの含有量がトップクラス。女性ホルモンの分泌を調整し、つらい月経前症候群（PMS）の痛みをやわらげる働きも。不飽和脂肪酸のオレイン酸も多く含み、血液をサラサラにする役割があります。

ミョウガ

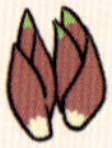

漢方では生薬として血液の循環改善や、ホルモンバランスを整えてくれる効果があるとされています。月経痛や冷えからくる腰痛にも良いとされます。加熱すると成分が飛んでしまいますが、冷凍保存は◎。

シナモン

鎮痛作用が月経痛をやわらげ、嘔吐・下痢などの症状を軽くします。また、筋肉の強張りをほぐすリラックス効果もあります。強力な抗酸化作用もあり美肌効果もありますが、1日の摂取量は3グラムが適量なので注意。

お酒・コーヒーは控えて

飲酒で血管が広がると出血量が増えますので、月経が終わるまで飲酒は避けましょう。また、コーヒーなど体を冷やす飲みものもNG。イライラを抑えるために甘いチョコレートなどを摂取しがちですが、月経中はかえって逆効果に。

温かいドリンクで身体をほぐして

ホットアーモンドミルク

5分

材料（1人分）
アーモンドミルク（砂糖不使用）…200㎖
ショウガの絞り汁…小さじ 1/2
メープルシロップ…小さじ 1
シナモン…適宜

作り方
1 小鍋にすべての材料を入れ、沸騰しないように温めます。

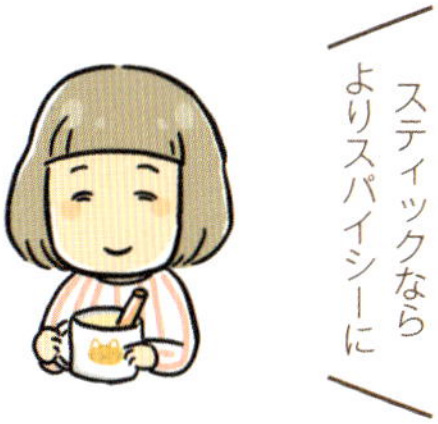
シナモンスティックならよりスパイシーに

血行を促す組み合わせで、月経痛をやわらげる

ミョウガの卵とじ

15分

材料（2人分）
ミョウガ…6 本
卵…2 個
A
だし汁…200㎖
みりん…大さじ 1
しょうゆ…小さじ 1
塩…少々

作り方
1 ミョウガは縦に薄切りにします。卵は溶きほぐしておきます。
2 小さめのフライパンに A を合わせて火にかけ、煮立ったらミョウガを入れます。
3 再び煮立ったら卵を回し入れ、フタをして半熟になるまで火を通します。

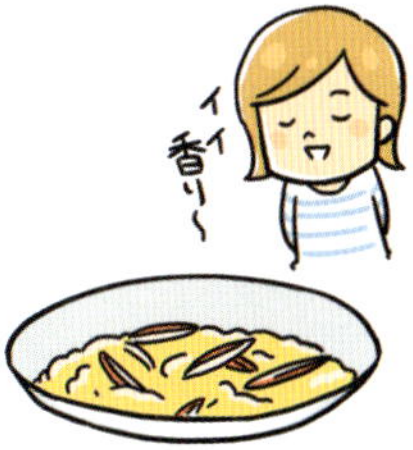
イイ香り〜

ミョウガは火を通し過ぎると香りが飛ぶので注意

食べ合わせ
ミョウガ＋卵
血行を促す作用のあるミョウガと、血を作る働きのある卵で月経痛の緩和に。

月経不順

ホルモンバランスを整え、体を温める

月経の周期は、環境やストレスなどによって左右されます。規則的な周期の月経には女性ホルモン・エストロゲンの安定した分泌が不可欠ですが、ストレスで分泌量が低下します。体を温め、血行を良くする食べものを摂取することで改善します。もし、症状が続く場合は卵巣、子宮などに障害がある可能性もあるため、専門医にかかりましょう。

セロリ

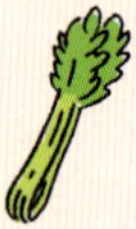

ビタミン類の他、鉄分やマグネシウムを豊富に含みます。子宮の動きを活発にするアピオールという精油成分が症状緩和に効果的。香り成分・ピラジンなどは血液の流れを良くし、月経痛の鎮痛作用にも◎。

ゴボウ

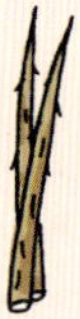

アミノ酸の一種のアルギニンが豊富で、女性ホルモンの分泌を促す効果があります。保温効果もあるため、ゴボウ茶などで貧血や冷え性改善にもおすすめ。皮に多くの栄養があるため、皮つきで調理しましょう。

黒豆

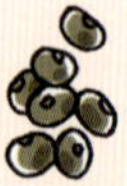

ポリフェノールの一種のイソフラボンが女性ホルモンのバランスを改善。イソフラボンはエストロゲンに似た働きをして女性ホルモンの役割を助けます。過剰摂取すると、逆に月経不順の原因となるので注意。

生活の見直しで不調改善

- **適度な運動**…1日20～30分のウォーキングで子宮を温めて。
- **入浴**…半身浴で下半身をゆっくり温めましょう。足湯でもOK。
- **適度な食事**…食事量の激減や、特定のものを食べないなど無理なダイエットはやめましょう。

セロリは更年期の不快症状を緩和する効果も

セロリとゴボウのきんぴら

20分

材　料（2人分）
セロリ…1/2本
ゴボウ…1/2本
ごま油…大さじ1
赤唐辛子…1本
A［酒…大さじ1
　 塩・こしょう…少々

作り方

1 セロリとゴボウは斜め薄切りにし、ゴボウは水にさらします。

2 フライパンにごま油と赤唐辛子を熱し、水気を切ったゴボウを炒めます。油が回ったらセロリを加えます。

3 2にAを加えて炒め合わせます。

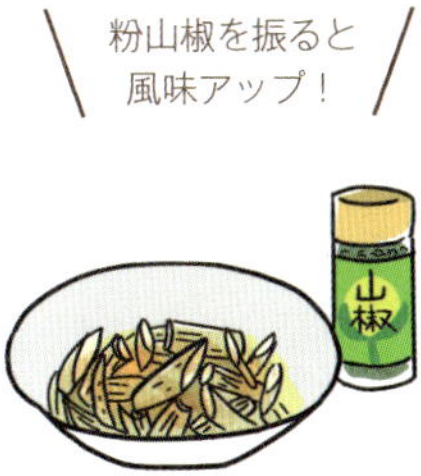
粉山椒を振ると
風味アップ！
山椒

イソフラボンで女性の不調をサポート

黒豆ごはん

（水につける時間は除く）60分

材　料
米…3合
黒豆…60g
A［酒…大さじ1/2
　 塩…小さじ1と1/2

作り方

1 米は洗って、30分間水につけ、ザルに上げます。黒豆はさっと洗って水気を切ります。

2 黒豆を耐熱皿に入れてラップをかけ、電子レンジで約2分加熱し、取り出して混ぜます。ラップを外してさらに1分加熱します。

3 炊飯器に粗熱をとった2と、Aを加え、3合の目盛りまで水加減をして炊きます。

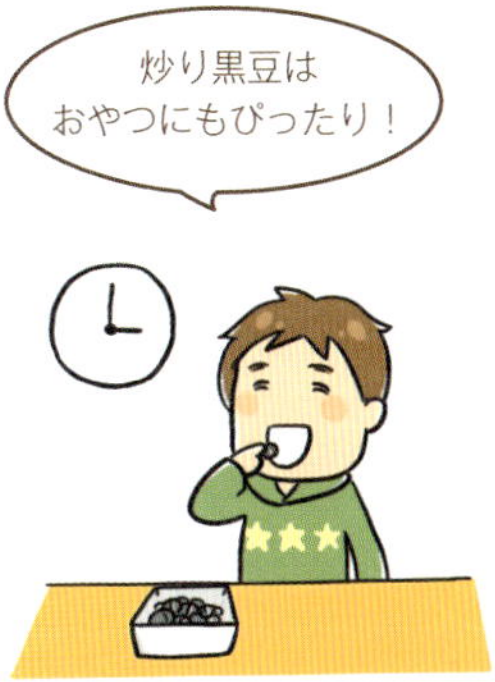
炒り黒豆は
おやつにもぴったり！

子宮筋腫

月経過多や下腹部の痛みが続いたら受診を

30歳以上の女性の20～30％に見られる割と身近な腫瘍です。良性腫瘍ですが、筋腫が大きくなると月経過多になったり、鎮痛剤も効かないほどの痛みになる可能性も。月経過多の症状が出たら早めの診察をおすすめします。食事面では、肉類や乳製品など動物性食品の摂取を控えつつ、玄米や根菜類など繊維質の多いものを摂りましょう。

きくらげ

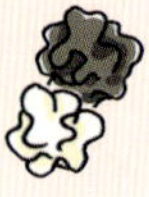

きのこ類の中でも豊富な食物繊維、鉄分、ビタミンDが含まれているため、造血作用を促し血液を浄化する効果があります。熱湯で30秒ほどさっと加熱してから食べるのがおすすめ。

ニラ

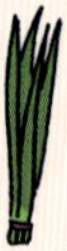

β-カロテンがホルモン調節をし、子宮の機能を高めたり、血栓・うっ血の除去に効果をもたらします。また、におい成分のアリシンは、血栓ができるのを予防したりコレステロール値を下げる役割があります。

なるべく避けたい食品

- **食べもの**…卵、肉類およびその加工品などの動物性食品
  ※卵は3日～1週間に1個程度にする
- **精製糖**…白砂糖、ザラメ、氷砂糖など
- **飲みもの**…カフェインや砂糖が多く使われるコーヒー、コーラ、紅茶、アルコール飲料など

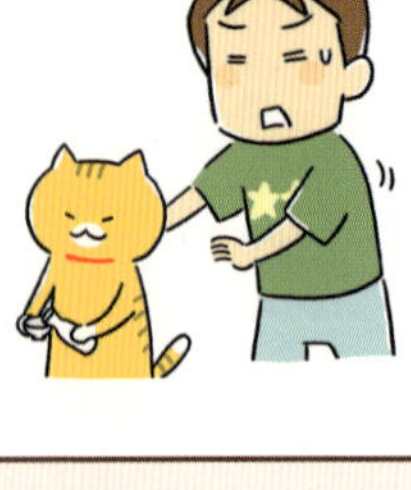

麩のボリュームで、お肉なしでも満足感をキープ

麩チャンプルー

20分

材　料（2人分）
車麩…3個
ニラ…1/2束
もやし…1/2袋
ごま油…大さじ1
A［だし汁…100mℓ
　 塩・こしょう…少々

作り方
1 車麩は水で戻し、水気を絞って4等分にします。ニラは3cm幅に切ります。

2 バットに車麩を入れ、Aを加えてからませます。

3 フライパンにごま油を熱し、2とニラともやしを炒め、しんなりしたらできあがり。

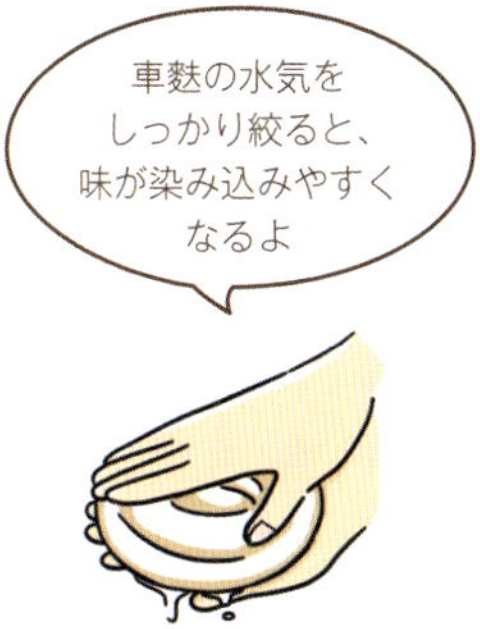
車麩の水気を
しっかり絞ると、
味が染み込みやすく
なるよ

女性に嬉しい栄養豊富なきくらげは免疫力アップにも

きくらげの中華スープ

20分

材　料（2人分）
きくらげ…6g
豆腐…1/2丁
A［水…600mℓ
　 鶏ガラスープの素…大さじ1/2
　 塩…少々

作り方
1 きくらげは水で戻し、半分に切ります。豆腐はさいの目切りにします。

2 鍋にAを煮立て、きくらげと豆腐を入れます。再び煮立ったら、火を止めます。

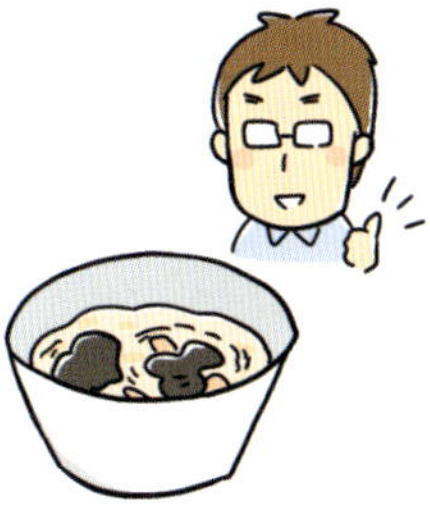

更年期障害

栄養バランスを整え、症状を抑える

ホルモンバランスの変化により、体や心に様々な症状が現れる更年期障害。ビタミン、ミネラル、食物繊維など栄養バランスを整えることで症状を抑えられます。新陳代謝を高めるＥＰＡ、肩こりなどをやわらげるビタミンB_1、イライラを緩和するビタミンCなどを摂取しましょう。ウォーキングやストレッチなど、適度な運動も効果的です。

イワシ

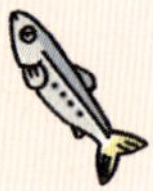

血液をサラサラにし、新陳代謝を高めるＥＰＡが、脳や神経組織を健康に保ちます。更年期による不眠、集中力低下などをやわらげるのに効果あり。体内で作られにくいＥＰＡは、食事で補うことが大切です。

豚肉

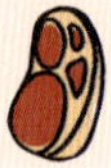

糖質をエネルギーに変え、筋肉を回復するビタミンB_1の含有量が非常に高く、更年期の肩こりや冷えを鎮めます。ビタミンB_1は脂身部分よりも赤身に多く含まれるため、脂身の少ないヒレがおすすめです。

納豆

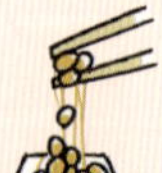

豊富なイソフラボンが体内で女性ホルモンに似た働きを行い、更年期のほてりやのぼせといった症状を緩和します。食物繊維の多いアボカドやアスパラガスと一緒に食べると、吸収効果がアップ。

カリフラワー

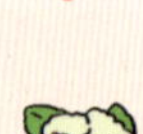

免疫力やストレスへの抵抗力を高めるビタミンCが多く、更年期に感じるイライラをやわらげてくれます。更年期の肌トラブルにも力を発揮。常温でおいておくと栄養が落ちてしまうので、購入後は早めに食べて。

生で食べれば栄養も丸ごと摂れる

カリフラワーのマスタード和え

10分

材　料（2人分）
カリフラワー…1/3株
A［オリーブオイル…大さじ1
　 粒マスタード…小さじ2
A［ハチミツ…小さじ1
　 レモン汁…小さじ2
　 塩・こしょう…少々

作り方
1 カリフラワーは食べやすい大きさに分けます。
2 ボウルにAを合わせてよく混ぜ、1を入れて和えます。

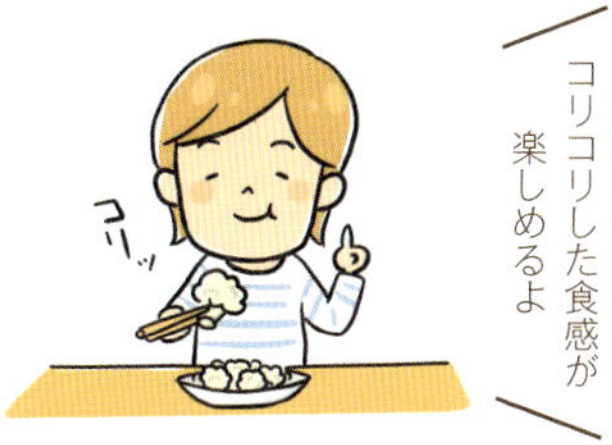
コリッ
生で食べると
コリコリした食感が
楽しめるよ

豚肉の冷え改善に加えて、アスパラガスは疲労回復にも効果的

アスパラガスの豚肉巻き

20分

材　料（2人分）
豚薄切り肉…100g
アスパラガス…6本
オリーブオイル…小さじ1
塩・こしょう…少々
レモン…適宜

作り方
1 アスパラガスの硬い部分の皮をむき、豚肉を広げて全体に巻き付けます。
2 フライパンにオリーブオイルを熱し、1の巻き終わりを下にして入れ、全体に焼き色が付くまで焼きます。
3 2に塩・こしょうを振ってお皿に盛り、レモンを添えます。

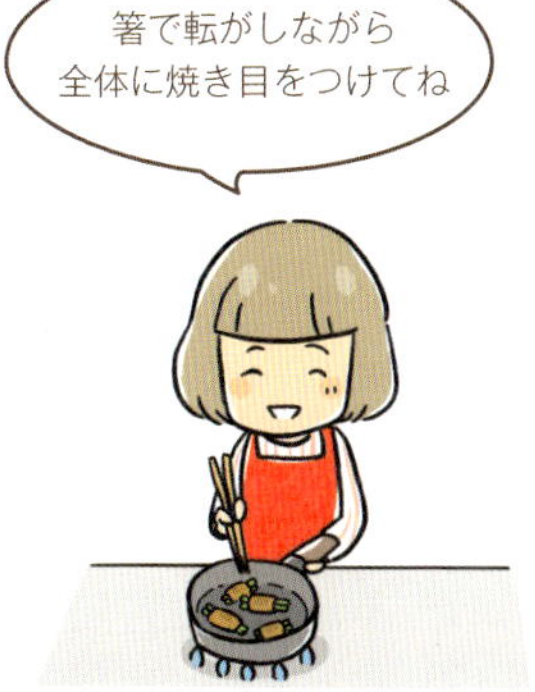
箸で転がしながら
全体に焼き目をつけてね

めまい

貧血によるめまいは鉄分で解消を

めまいには様々な原因がありますが、その一つに貧血（→P60）があります。貧血気味の人は鉄分を意識して摂りましょう。鉄分には、吸収されやすいヘム鉄と吸収されにくい非ヘム鉄があります。貧血解消にはヘム鉄が多い肉と魚を摂り、バランスの良い食事を心がけるのが大切。酸味のある食べものと一緒に食べると、鉄の吸収率がアップ。

牛肉

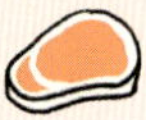

ヘム鉄が豊富で、貧血予防にぴったり。ビタミンB群も豊富で、中でも「造血のビタミン」と呼ばれるビタミンB_{12}が血液を増やし、貧血を防いでくれます。神経の働きをサポートし、精神を安定させる効果も。

梅

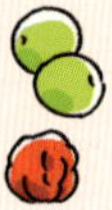

酸味成分であるクエン酸が、胃酸や消化酵素の分泌を高め、鉄分の吸収をサポート。リラックスした状態でよく噛んで食べると、さらに効果的です。ただし空腹時に食べ過ぎると、胃酸過多の原因となるため注意。

マグロ

鉄の吸収を高める、良質なたんぱく質が豊富です。また、血合いの部分に鉄分が多く含まれ、貧血を予防。刺身は切り身よりも短冊状のものを買う方が傷みにくく、おいしさが長持ちします。

就寝前に心と体のケア

不規則な生活や運動不足は、自律神経を乱し、めまいを起こす要因に。就寝前のテレビやスマートフォンは交感神経を刺激し、夜更かしの習慣につながるため控えて。入浴で筋肉をほぐし、就寝前に軽いストレッチをするのも効果的。

梅干しの効果で自律神経を整える

梅カツオ

15分

材　料　梅干し…3～4個
（種を除いて50gくらい）
カツオ節…10g
シソ…1枚
みそ…小さじ1
白ごま…小さじ1/2

作り方

1 梅干しは種を取り、包丁で叩きます。シソは千切りにします。

2 ボウルにすべての材料を入れてしっかり混ぜます。冷蔵庫で保存し1週間を目安に使い切りを。

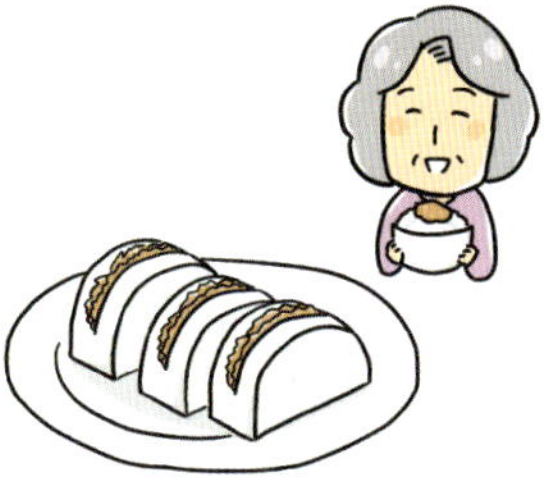

ごはんにかけたり、
かまぼこに挟むとおいしい

貧血からくるめまいには鉄分補給を

漬けマグロとアボカドのタルタル風

（冷蔵庫でおく時間は除く）15分

材　料（3人分）
マグロ…200g
アボカド…1個
タマネギ…1/6個
A［しょうゆ…大さじ1
　 わさび…小さじ1
ごま油…大さじ1/2

作り方

1 ボウルにAを合わせてよく混ぜ、5mm角に切ったマグロを入れて冷蔵庫で30分間おきます。

2 アボカドは5mm角に切り、タマネギはみじん切りにします。

3 1に2を入れ、ごま油を加えてよく混ぜます。

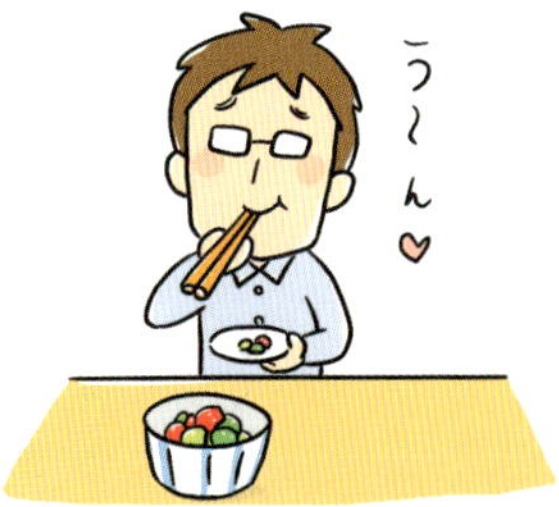

歯周病の予防方法

30歳以上の日本人の8割が患っているという歯周病。進行すると口臭や歯抜け、病気の原因などリスクが高まります。歯磨きに加え、予防効果の高い食べもので発症を抑えましょう。

「歯磨き」は食後20分後に！

食後すぐは口内が酸性に傾き、歯の表面が傷つきやすいため、硬さが戻る食後20分後を目安にしましょう。

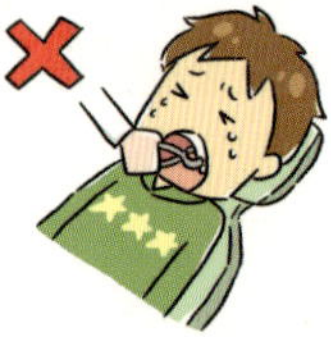
抜歯も細菌が
たまり、危険

詰め物や抜歯は最後の手段に

詰め物に使われるアマルガムは水銀を含み神経障害や免疫系の病気を誘発します。詰める場合はCAD/CAM冠、セラミック（陶器）を選んで。

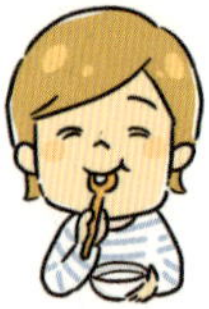
毎朝の
ヨーグルトで
歯周病予防は
バッチリ

乳酸菌を含む食べものを常食に

ヨーグルト、乳酸菌飲料、チーズ、キムチ、みそなどを常食しましょう。乳酸菌の中でもロイテリ菌やLS1が歯周病菌の繁殖の抑制に効果があり、口腔内の免疫力を整えます。

ココナッツオイルうがいで撃退

歯石の付着を防ぐため、小さじ2を口に含み5分程で吐き出します。1日1回で、歯が白くピカピカに。

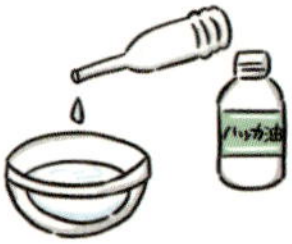
ハッカ油
ハッカ油を
入れれば
スッキリ

「歯磨き粉」は使わない！

「フッ化物」（フッ素）が歯石、虫歯、歯のもろさの原因に。歯ブラシだけでも十分です。必要なら重曹やグリセリン、ハーブを混ぜて手作りを。

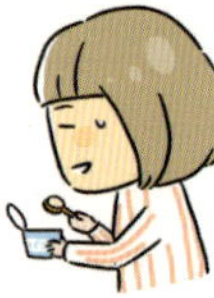
後で歯を
磨くから…

歯周病を悪化させる食べもの

糖分の多い食べものや柔らかい食べものは歯垢の原因のプラークを形成する細菌の活動を助け、歯にくっつくことで、形成されやすくなります。食べた後は、念入りな歯磨きを。

第2章

生活習慣病に効く食材とレシピ

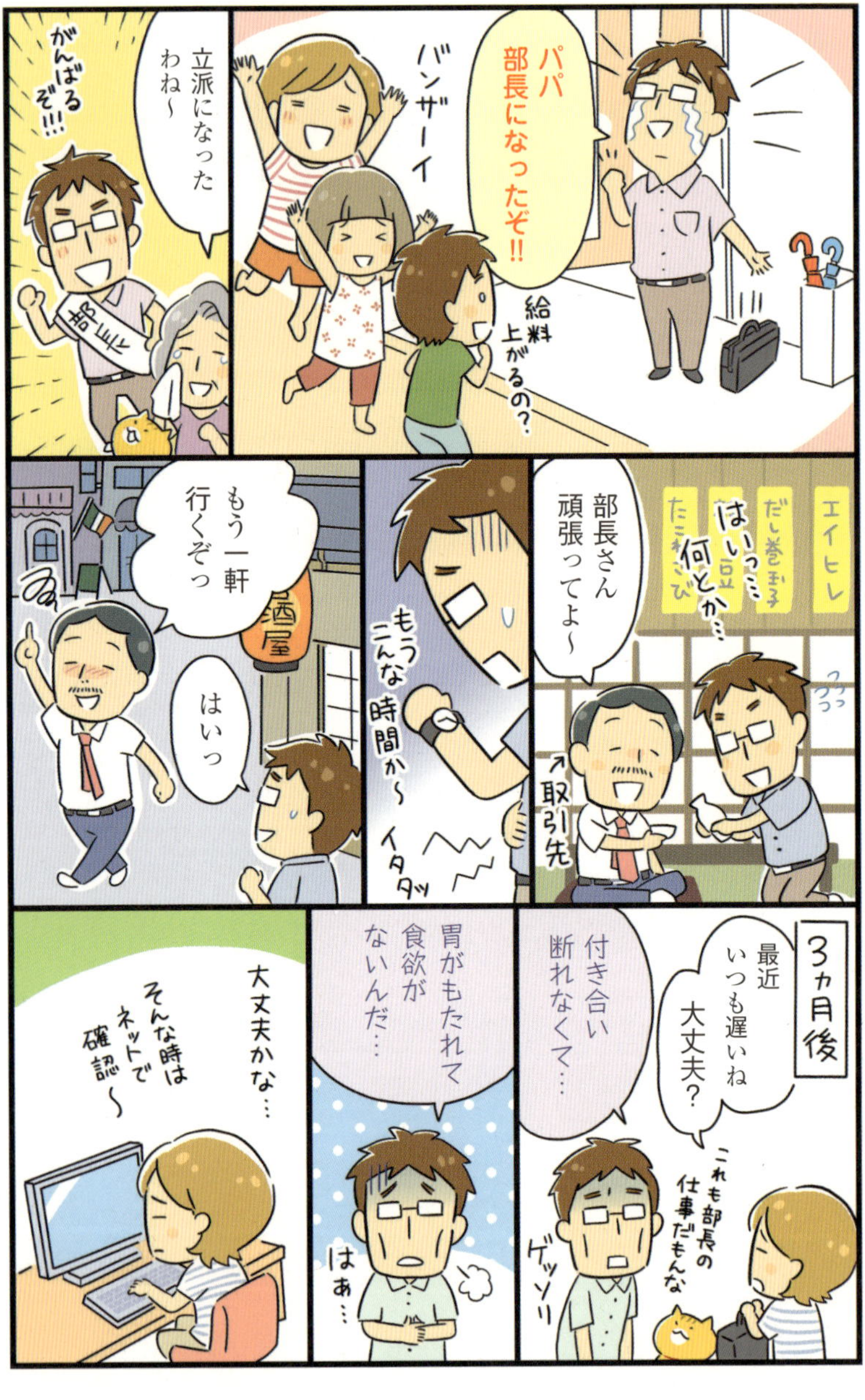
パパ部長になったぞ!!
バンザーイ
給料上がるの?
立派になったわね~
がんばるぞ!!!
部長
エイヒレ
だし巻玉子
枝豆
たこわさび
部長さん頑張ってよ~
はいっ…何とか…
取引先
もうこんな時間か~
イタタッ
もう一軒行くぞっ
はいっ
酒屋
3ヵ月後
最近いつも遅いね大丈夫?
付き合い断れなくて…
これも部長の仕事だもんな
ゲッソリ
胃がもたれて食欲がないんだ…
はぁ…
大丈夫かな…
そんな時はネットで確認~

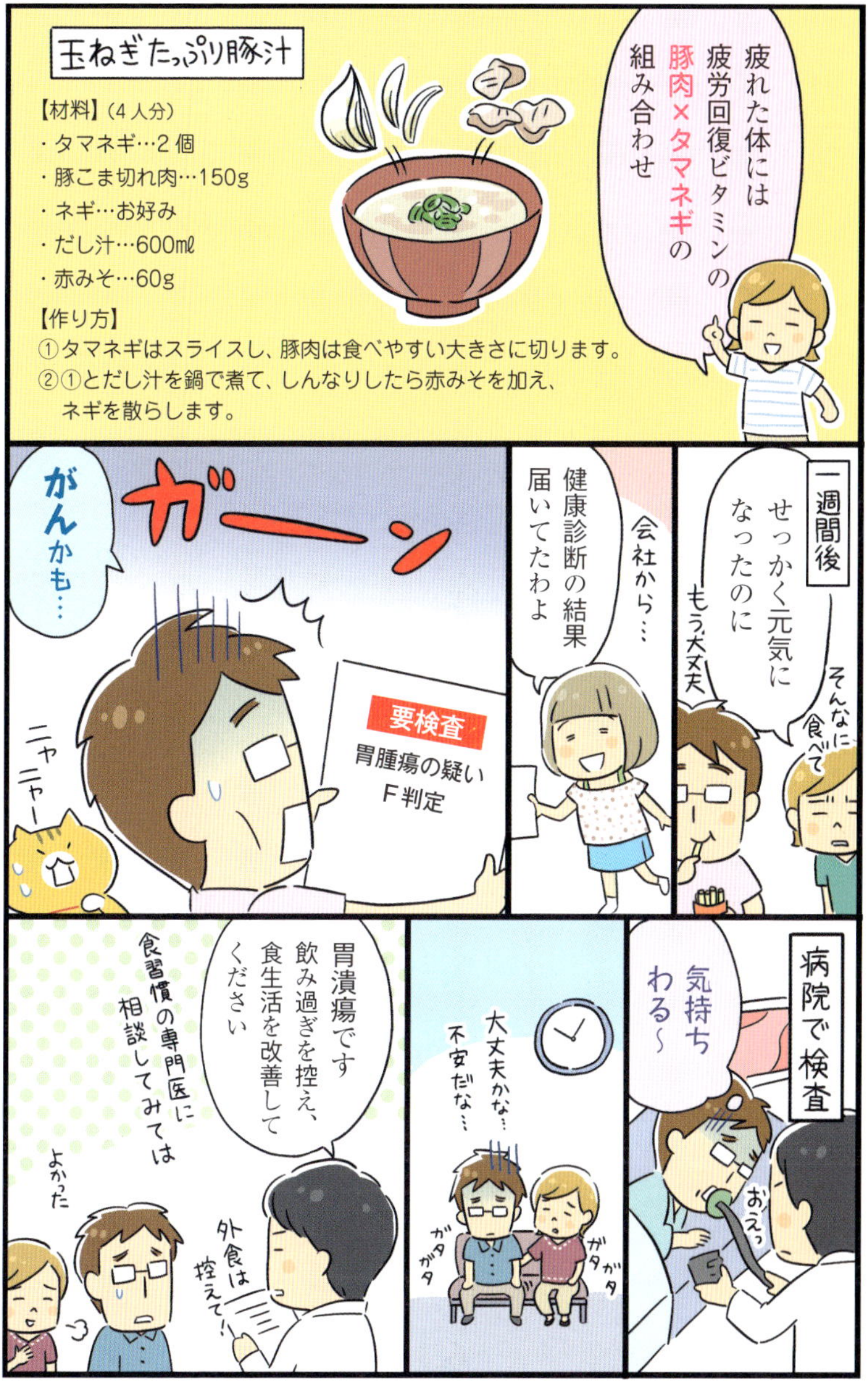

疲れた体には疲労回復ビタミンの豚肉×タマネギの組み合わせ
玉ねぎたっぷり豚汁
【材料】（4人分）
・タマネギ…2個
・豚こま切れ肉…150g
・ネギ…お好み
・だし汁…600mℓ
・赤みそ…60g
【作り方】
①タマネギはスライスし、豚肉は食べやすい大きさに切ります。
②①とだし汁を鍋で煮て、しんなりしたら赤みそを加え、ネギを散らします。
一週間後
せっかく元気になったのに
もう大丈夫
そんなに食べて
健康診断の結果届いてたわよ
会社から…
ガーーン
がんかも…
要検査
胃腫瘍の疑い
F判定
ニャーニャー
病院で検査
気持ちわる～
おえっ
大丈夫かな…
不安だな…
ガタガタ
ガタガタ
胃潰瘍です
飲み過ぎを控え、食生活を改善してください
食習慣の専門医に相談してみては
外食は控えて！
よかった

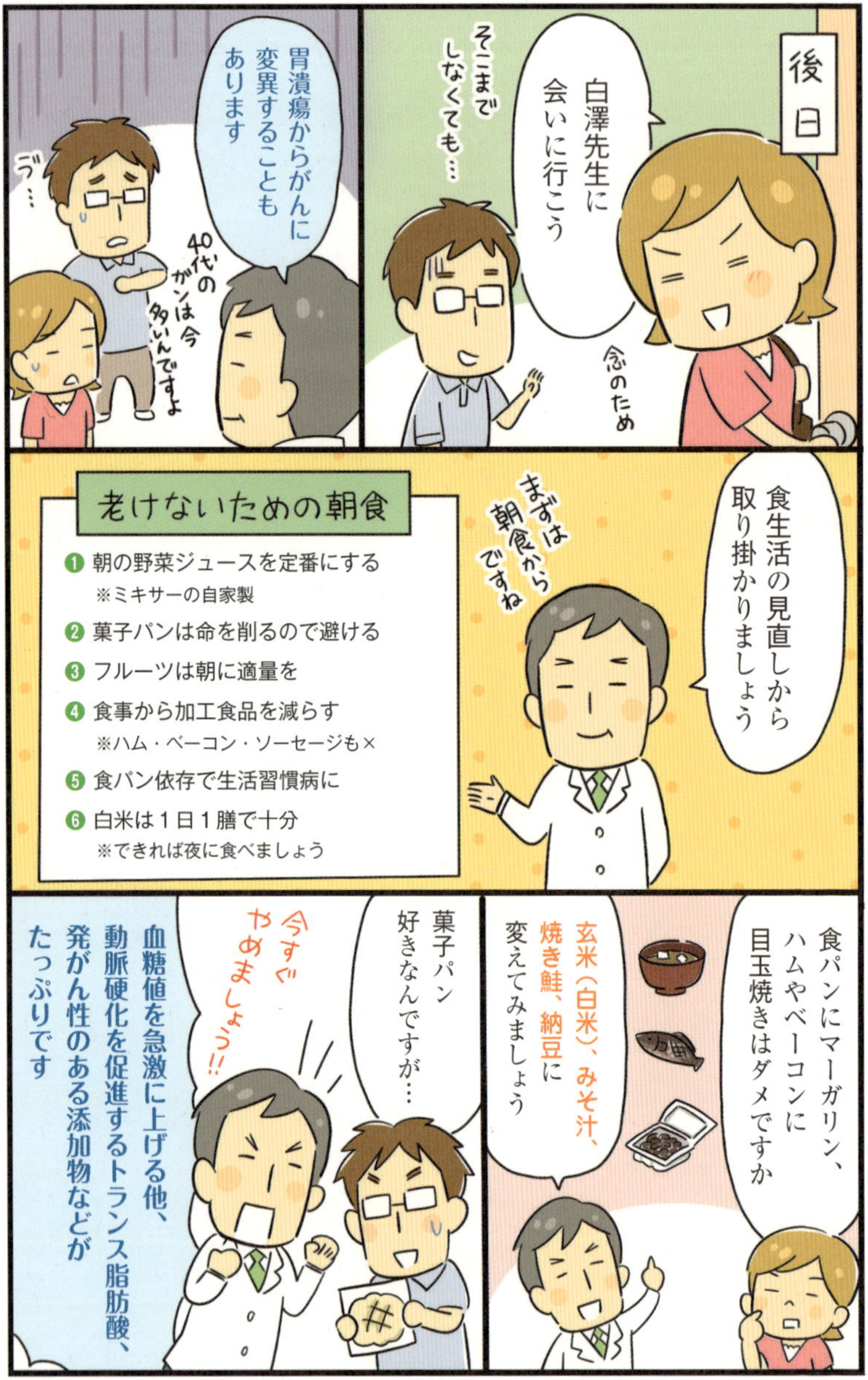
後日
白澤先生に会いに行こう
念のため
そこまでしなくても…
胃潰瘍からがんに変異することもあります
40代のガンは今多いんですよ
ウ…
食生活の見直しから取り掛かりましょう
まずは朝食からですね
老けないための朝食
❶ 朝の野菜ジュースを定番にする
※ミキサーの自家製
❷ 菓子パンは命を削るので避ける
❸ フルーツは朝に適量を
❹ 食事から加工食品を減らす
※ハム・ベーコン・ソーセージも×
❺ 食パン依存で生活習慣病に
❻ 白米は１日１膳で十分
※できれば夜に食べましょう
食パンにマーガリン、ハムやベーコンに目玉焼きはダメですか
玄米（白米）、みそ汁、焼き鮭、納豆に変えてみましょう
菓子パン好きなんですが…
今すぐやめましょう!!
血糖値を急激に上げる他、動脈硬化を促進するトランス脂肪酸、発がん性のある添加物などがたっぷりです

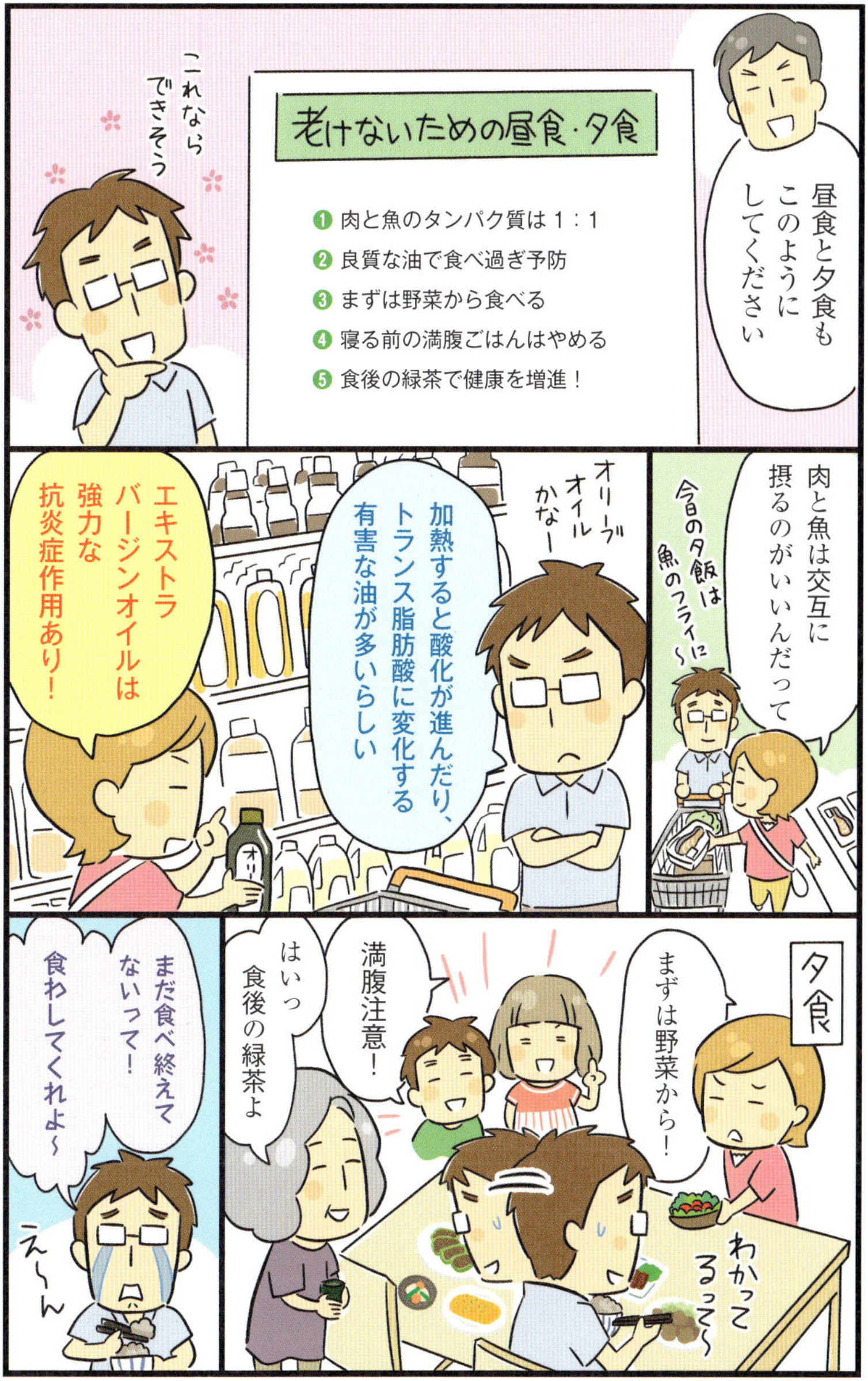

昼食と夕食も このようにしてください
老けないための昼食・夕食
❶ 肉と魚のタンパク質は 1：1
❷ 良質な油で食べ過ぎ予防
❸ まずは野菜から食べる
❹ 寝る前の満腹ごはんはやめる
❺ 食後の緑茶で健康を増進！
これならできそう
肉と魚は交互に摂るのがいいんだって
今日の夕飯は魚のフライに～
オリーブオイルかなー
加熱すると酸化が進んだり、トランス脂肪酸に変化する有害な油が多いらしい
エキストラバージンオイルは強力な抗炎症作用あり！
夕食
まずは野菜から！
満腹注意！
はいっ 食後の緑茶よ
わかってるって～
まだ食べ終えてないって！
食わしてくれよ～
えーん

食欲不振

生活を改善し、定期的なストレス発散を！

生活習慣の乱れ、心身のストレスなどにより胃腸の機能が低下して食欲不振を招きますが、これが原因で頭痛やめまいなどを引き起こすことも。症状が続く時は、内臓に病気を患っている可能性もあるため、医療機関の受診をおすすめします。規則正しい生活、ストレッチやウォーキングなどの適度な運動でストレスをためないことが大切！

なめこ

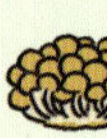

パントテン酸やナイアシンなど、ビタミンB群に属する物質が代謝をサポートします。抗ストレスや美肌にも効果があるとされています。ぬめりにも栄養素が含まれるので、洗い過ぎやゆで過ぎに注意しましょう。

トマト

強力な抗酸化作用のあるリコピンは、皮に多く含まれ血管を若く保ちます。また、カリウムで胃酸過多を抑え、食欲不振の改善も期待できます。ジュースにして摂取すると、リコピンの吸収率が2～3倍アップ！

炭酸水で胃を活発に

手軽に手に入るものでは炭酸水。炭酸ガスが胃を活発にする働きがあるので、食前にコップ1杯程度を飲むのがおすすめ。ペパーミントティーは食べ過ぎ・飲み過ぎなどが原因の胃もたれにも効果的。清涼感のある香りも楽しんで。ショウガ紅茶（ジンジャーティー）は、ショウガの辛味と独自の香りが食欲を増進させます。

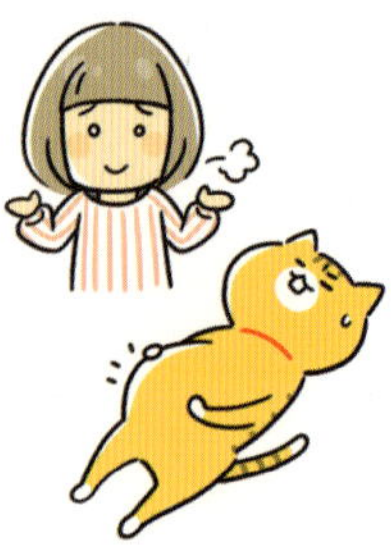

トマトの爽やかな酸味で食欲増進！

ガスパチョ

5分

材料（3人分）
トマト…2個
セロリ…1/2本
タマネギ…1/6個
A［酢…小さじ1/2
　 塩…小さじ1/3
オリーブオイル…小さじ1

作り方
1 トマトとタマネギはざく切りに、セロリは小口切りにします。
2 ミキサーに1とAを入れ、滑らかになるまで攪拌《かくはん》します。器に入れ、オリーブオイルをかけます。

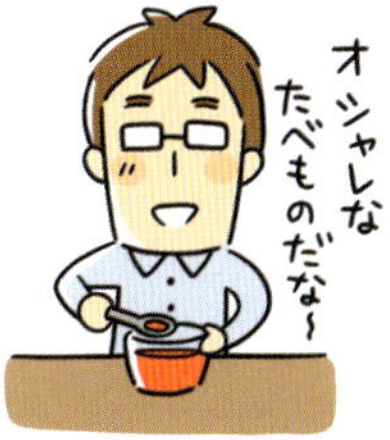

スムージー感覚で飲めます

ネバネバ成分が消化を促す

なめこ豆腐

10分

材料（2人分）
なめこ…1袋
絹ごし豆腐…1丁
ショウガ…1/3片
めんつゆ（2倍濃縮）…大さじ3
水…80㎖

作り方
1 なめこはザルに入れてさっと洗い、水気を切ります。豆腐は食べやすい大きさに切ります。ショウガはすりおろします。
2 小鍋になめこ、ショウガ、めんつゆ、水を入れ、ひと煮立ちさせたら、豆腐を加えて3～4分間煮ます。

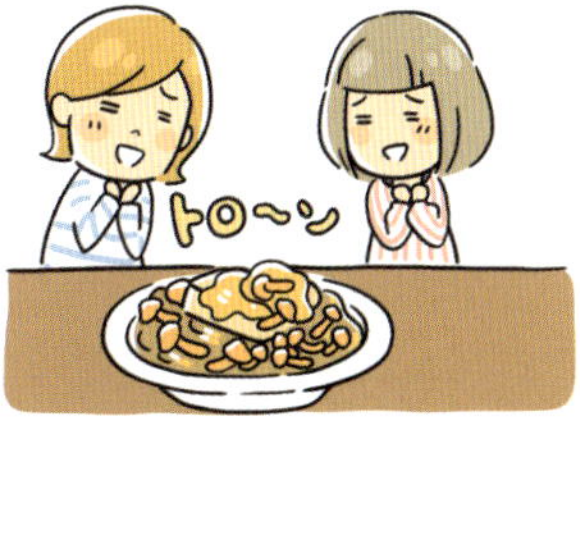

みそ汁で不調は治せる

発酵食品であるみそには、腸内環境を整える効果や、便秘改善の他、代謝アップや疲労回復など様々な働きがあります。不調を改善する具材を組み合わせ、オリジナルのみそ汁を作ってみては？

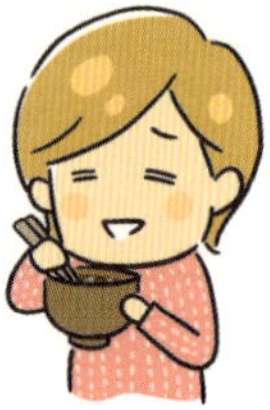

基本の作り方

材　料（1人分）
だし汁…200㎖
みそ…大さじ１弱

作り方
1 鍋にだし汁を煮立て、具材に火が通るまで煮ます。
2 みそを溶き入れ、ひと煮立ちさせたら火を止めます。

時間がない時は具材と一緒にカツオ節や煮干しを入れ、そのまま食べるのも◎。酵素は60℃以上で急激に減少するので、熱を加え過ぎないように注意。

みその特徴

赤みそ
抗酸化作用やエネルギー代謝を上げる働きがあり、食後の血糖値の急上昇を抑えることができます。

白みそ
白みそは赤みそに比べて麹が多く、GABA（→ P92）が豊富。ストレス軽減や安眠効果が期待できます。

だしでも不調改善！

カツオ節
たんぱく質や必須アミノ酸がバランスよく含まれ疲労回復に。

煮干し
カルシウムが豊富で、骨粗しょう症や動脈硬化の予防に。

昆布
ミネラル分のヨウ素が新陳代謝を良くし、肩や首のこりを解消。

ベジブロス（→ P27）もみそ汁のだしとして活用できます。

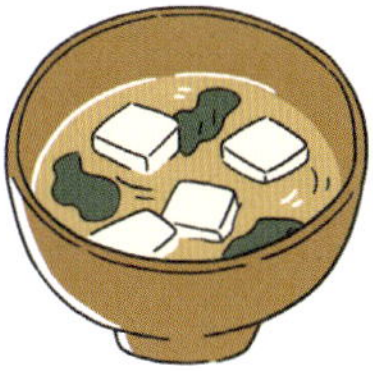

定番ですが、
実は最高のコンビ！

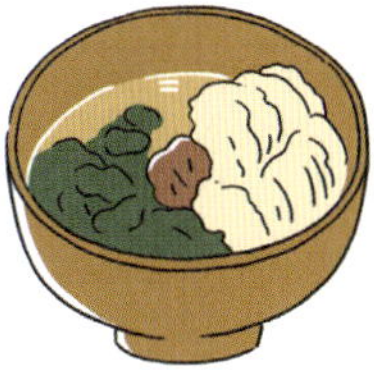

食欲がない時でも
食べやすい

豆腐＋ワカメ

植物性のたんぱく質たっぷりの豆腐と腸内環境を整えるワカメで美肌に。ワカメのぬめり成分は、余分な塩分だけを体外に排出する働きも。

梅干し＋とろろ昆布

クエン酸が豊富な梅干しは疲労回復に、とろろ昆布の食物繊維は便秘解消に役立ちます。1人分の材料をラップで包んだ「みそ玉」にして、ランチのお供にも。

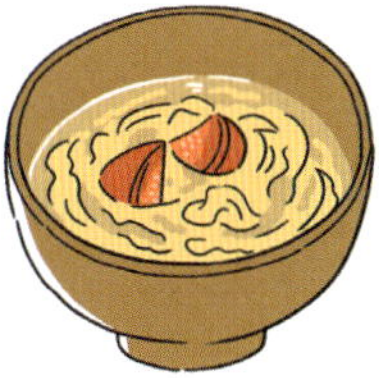

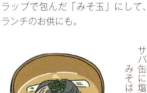

食べる前にひと回し
オリーブオイルを加えて

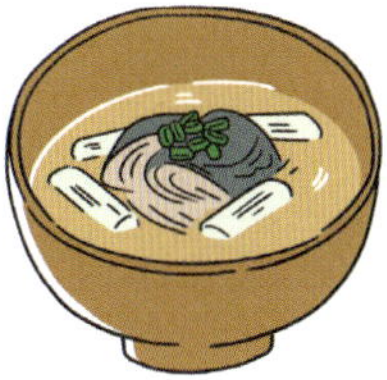

サバ缶に塩気があるので
みそは控えめに

トマト＋卵＋オリーブオイル

抗酸化作用の高いトマトはオリーブオイルと一緒に摂ると吸収率アップに。仕上げに溶き卵を加えてひと煮立ちさせればたんぱく質も補給でき、美肌に。

サバ缶＋長ネギ

サバのDHAやEPAとネギの硫化アリルの相乗効果で血液サラサラに。水400㎖に対してサバ缶1缶を汁ごと入れれば、だしも不要です。

プラス食材も活用を

できあがったみそ汁に、オリーブオイルをひと回しかけたり、ごま、おろしショウガ、粉チーズなどを加えればおいしく健康効果もアップ。だし汁を半量にして豆乳を加えるのもおすすめです。

胃もたれ

消化を助ける食材で胃を健康に

胃の不調によって起こる胃もたれ。胃腸の働きを高めるらっきょうや、脂肪類の消化を助ける大根を食べることで改善を。胃の粘膜を回復させるには、ビタミンUが豊富なキャベツや、ネバネバ食材を摂りましょう。また、肉や揚げ物など、消化に時間がかかるものを寝る前に食べると、胃もたれに加え、快眠の妨げにもなるので注意。

キャベツ

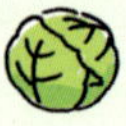

ビタミンUが胃酸の分泌を正常に整え、胃の粘膜を保護・修復します。熱に弱い成分なので、サラダなどの生食がおすすめ。煮込み料理に使った時は、煮汁も一緒に飲むと栄養がしっかり摂れます。

らっきょう

食物繊維のフルクタンが豊富で、整腸作用あり。血行を良くする硫化アリルが、体を温めて消化を助けます。血管を広げる作用のある酢とともに摂ると、効果アップ。らっきょう漬けを作れば、1年間保存できます。

大根

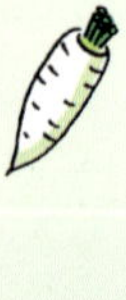

でんぷんを分解する消化酵素ジアスターゼが消化吸収を助け、胃もたれの予防につながります。熱に弱い酵素なので、生食の大根おろしがおすすめ。食べる直前におろすと、風味も落ちにくくなります。

モロヘイヤ

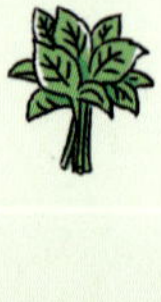

代謝を高めるビタミンB_1・B_2が多く、糖質や脂質の分解を助けます。葉を刻むと出るぬめり成分が、胃の粘膜を保護。鮮やかな緑色で、みずみずしくハリのあるものを選びましょう。

さっぱり味のサラダで胃もたれ解消に

キャベツのコールスロー

15分

材　料（2人分）

キャベツ…1/4個
塩（塩もみ用）…小さじ1/2

A
- オリーブオイル…大さじ2
- 酢…大さじ1
- 塩…小さじ1/2

作り方

1 キャベツは千切りにし、塩をまぶして約5分おき、さっと洗ってから水気を絞ります。

2 ボウルにAを混ぜ合わせ、1を加えて和えます。

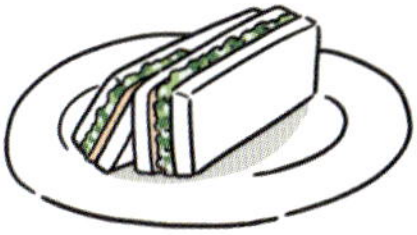

ハムを加えて
サンドイッチにアレンジも

大根おろしの汁ごと使って消化力アップ！

大根おろしそば

15分

材　料（1人分）

そば（乾めん）…100g
大根…上部約3cm
ミョウガ…1個
貝割れ菜…1/4パック
めんつゆ…適量
（濃縮タイプは、表示通りに薄めたもの）

作り方

1 そばは表示どおりにゆで、流水で洗って水気を切ります。ミョウガは小口切りにし、貝割れ菜は根元を落とします。

2 そばを器に入れてから、大根をおろし、汁ごとかけます。

3 ミョウガと貝割れ菜を乗せ、めんつゆをかけます。

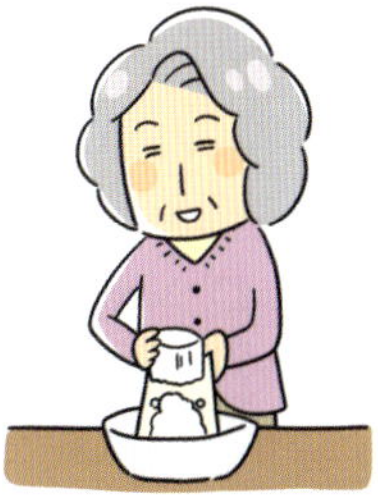

大根は根元部分を使って
直前にすりおろすと
効果アップ

吐き気

ビタミンCとタンニンでデトックス

食べ過ぎで胃に負担がかかると、吐き気をもよおすことがあります。しばらく安静にし、胃の働きを助ける食材を摂りましょう。また、二日酔いによる吐き気は、有害物質のアセトアルデヒドを分解してくれる柿やいちごがおすすめです。

胃もたれは胃の病気が原因のこともあるので、症状がひどければ早めに病院へ。

梅

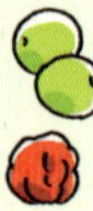

梅干しのアルカリ性が胃酸減少による胃もたれ、吐き気に効果あり。アルコールは胃腸から吸収されるので、飲酒前に食べると二日酔い防止に。ピクリン酸とクエン酸が、乗り物酔いの吐き気をやわらげる効果も。

シソ

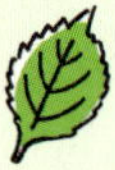

胃腸や気管などの粘膜を正常にするβ-カロテンが豊富。油と一緒に摂ると吸収力がアップするので、肉や魚などに巻いて焼くのがおすすめ。香りが良く、色鮮やかでハリのあるものを選びましょう。

キュウリ

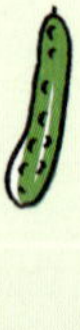

利尿作用を持つカリウムが、アセトアルデヒドの分解・排出を助けます。すりおろして絞り汁を飲むと、二日酔いからの回復スピードがアップ。95%以上が水分なので、嘔吐後の水分・ミネラル補給にも適しています。

柿

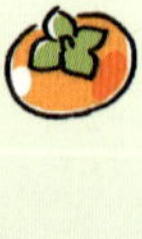

みかんの2倍ほど含まれるビタミンCが、アセトアルデヒドをしっかり分解。シブオールというタンニン成分が、アセトアルデヒドを体外に排出します。ただし、柿は消化が悪く糖が多いため、食べ過ぎには要注意。

適切な塩分補給で脱水を防ぐ

手づくりイオン水

5分

材　料　水…500mℓ　砂糖…10g
塩…1.5g　レモン汁…少量

作り方

1 ペットボトルにすべての材料を入れてよく振ります。ボウルなどで混ぜてもOKです。

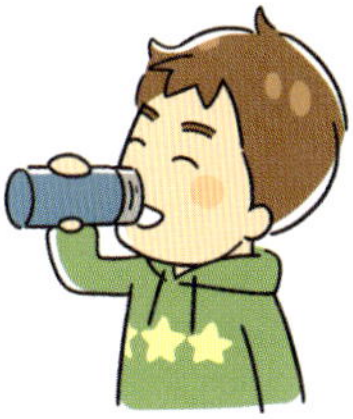

熱中症予防にも使える

何度も嘔吐した際は、体内のバランスが崩れています。イオン水を小さじ1程度飲み、吐き気が治まっているようなら、少しずつ量を増やしていきます。

弱った体をやさしく温める

梅にゅうめん

15分

材　料（1人分）
そうめん…1～2束
梅干し…1個
シソ…1枚
A［めんつゆ（3倍濃縮）…30mℓ
　水…150mℓ

作り方

1 鍋にAを入れて火にかけます。梅干しは種を取り、シソは千切りにします。

2 そうめんは表示時間より少し短くゆでてザルにとり、水で洗い、水気を切ります。

3 **1**の鍋に**2**を加えてひと煮立ちさせたら器に入れ、梅干しとシソをのせます。

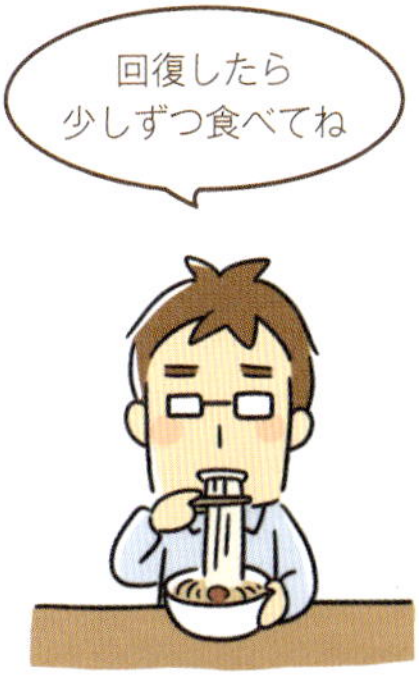

下痢

ストレス解消と腸内環境改善を

ストレスや生活習慣の乱れなどで、下痢になりやすくなります。腸内環境を整える食事を意識して摂るとともに、ストレスを上手にやわらげることを心がけましょう。また、下痢の時は脱水症状になりやすいので水分をしっかり補給する必要があります。腸を刺激する冷たい飲みものではなく、温かい白湯などがおすすめです。

りんご

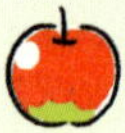

りんごやみかんなどの果物に含まれる水溶性食物繊維のペクチンは、腸内の善玉菌を増やし、腸内環境を整えます。また、水溶性食物繊維は便の余分な水分を吸収する効果もあります。

みそ

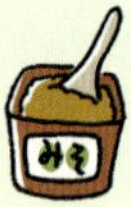

腸内環境を整えてくれる植物性乳酸菌が豊富なみそ。加熱しても効果が失われないので、積極的に使いましょう。また、白みそには脳の興奮をしずめるＧＡＢＡが豊富なので、ストレスをやわらげる効果も。

ナツメグ

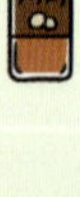

ナツメグに含まれるミリスチシンという成分には、胃腸を整える効果があります。ただし、大量に摂取すると吐き気やめまい、幻覚などの症状が出るので、妊婦の方や小さな子どもの摂取は避けてください。

下痢を起こしやすい食材

アルコールやコーヒー、唐辛子など腸を刺激するものは下痢の原因になります。また、レンコンやさつまいもなど、不溶性食物繊維の多い食材は腸のぜん動運動を活発にするので気をつけましょう。

お腹にやさしいりんごで腸内環境を改善

りんごのとろとろ煮

10分（りんごをおく時間は除く）

材　料（4人分）

りんご…2個　　水…大さじ1
砂糖…大さじ2　　ナツメグ…少々

作り方

1 りんごは皮をむき、芯を取って食べやすい大きさに切ります。

2 1を鍋に並べ、砂糖を加えてなじませ、りんごから水気が出るまで約30分おきます。

3 2に水とナツメグを入れ、りんごがしんなりするまで煮ます。

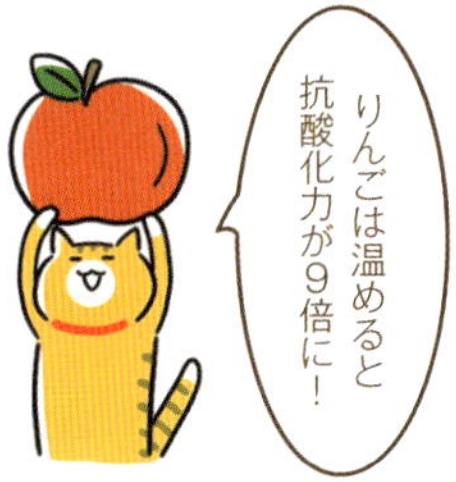
りんごは温めると
抗酸化力が9倍に！

ショウガの効果で体を温める

シンプルみそ雑炊

10分

材　料（1人分）

ごはん…1膳　　水…240mℓ
みそ…大さじ1/2　　和風だし（顆粒）…小さじ1
ショウガ…1/4片

作り方

1 鍋に水を入れて火にかけ、和風だしを溶かします。沸騰したらごはんを入れて再度煮立たせます。

2 みそを溶かし入れてひと煮立ちさせ、仕上げにショウガをおろして加えます。

様子を見て
卵や鶏肉を加えても

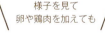

便秘

2種の食物繊維をバランスよく摂る

便秘に効果のある食物繊維は、腸のぜん動運動を促す不溶性食物繊維と、便を軟らかくする水溶性食物繊維があります。不溶性食物繊維ばかりを摂ると、便秘悪化の恐れもあるので、十分な水分摂取の上、両方の食物繊維をバランスよく摂ることが大切です。同時に、乳酸菌などで腸内環境を整えましょう。

ゴボウ

ゴボウには不溶性食物繊維が多く含まれており、摂取することで便の量を増やし、腸の動きを活発にします。油で炒めたり、煮込むなどして食べるのがおすすめです。

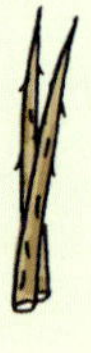

きのこ類

きのこは、水溶性と不溶性、両方の食物繊維を含んでいます。特に、なめこは水溶性食物繊維を多く含んでいます。スープやみそ汁などに入れて、たっぷりの水分とともに摂りましょう。

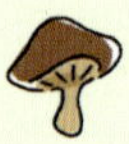

キムチ

発酵食品であるキムチは、腸内環境を整える乳酸菌と、白菜や大根などの野菜に含まれる食物繊維を一緒に摂ることができます。また、唐辛子に含まれるカプサイシンも腸を刺激し、便通を促します。

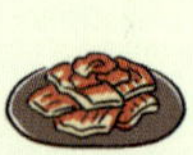

おから

豆腐を作る際にできるおからは、不溶性食物繊維の他にもビタミンやミネラルを豊富に含みます。ただし、下痢と便秘を繰り返すなど「けいれん性便秘」と思われる場合は、摂り過ぎないように注意が必要です。

栄養たっぷりのおからをスイーツで

おからとバナナのパンケーキ

20分

材　料（2人分）　おからパウダー…20g　ホットケーキミックス…150g　卵…1個　豆乳…200mℓ　バナナ…1本

作り方

1 バナナをフォークの背でつぶしてボウルに入れ、卵、豆乳を加えて混ぜます。

2 **1** にホットケーキミックス、おからパウダーを入れてよく混ぜます。

3 ホットプレートで両面を焼きます。

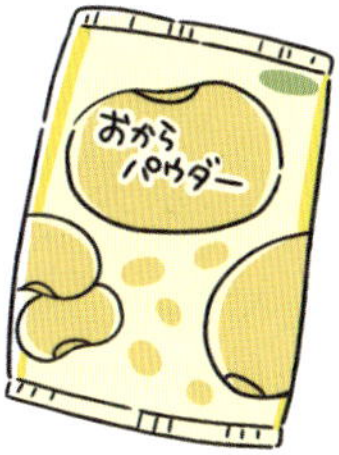

粉タイプのおからは日持ちして便利です

食物繊維の豊富なきのこがたっぷり食べられる

きのこのしょうゆ漬け

15分

材　料　ぶなしめじ…1パック　エノキ…1パック　エリンギ…1パック

A［しょうゆ…大さじ1/2　みりん…大さじ1/2　ごま油…小さじ1

作り方

1 しめじとエノキは、石づきをとってほぐします。エリンギは長さを半分にして縦4等分に切ります。

2 熱湯に **1** を入れて約1分ゆで、ザルに上げて水気を切ります。

3 ボウルにAを合わせ、**2** を入れて和えます。

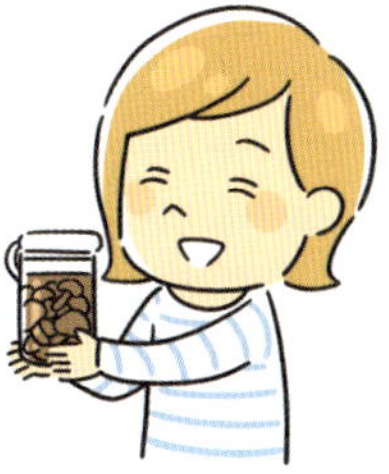

冷蔵庫で5～6日保存可能
いろいろな料理に
ちょい足ししても

疲労回復

ペプチド&アミノ酸で早めの疲労回復を

体や脳の疲労は、日々の暮らしの質を下げるだけでなく、老化や病気の原因になります。疲労を回復する働きを持つペプチドや、アミノ酸を摂るようにしましょう。また、細胞を活性化し、代謝を促して疲労物質を排出するビタミンB_1や、ミネラルの吸収を高めるクエン酸などを合わせて摂ることで、効果が高まります。

豚肉

ビタミンB_1が豊富な豚肉ですが、実は疲労物質であるピルビン酸も含まれています。クエン酸を一緒に摂ることでピルビン酸がクエン酸に変わるので、レモンや梅、トマトなどを一緒に摂れば効果抜群です。

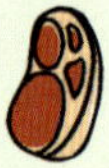

鶏むね肉

鶏むね肉に含まれるイミダゾールジペプチドは、疲労の原因である活性酸素を減らす働きを持ちます。加熱しても壊れませんが、水に溶けやすい成分なので、蒸すなどの調理法がおすすめです。

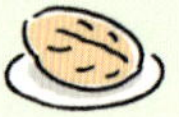

もやし

大豆もやしには、疲労回復に効果のあるアミノ酸・アスパラギン酸が多く含まれています。栄養を逃さないように、調理の際は火を通し過ぎないこと、ゆでた後はあまり水にさらさないことを心がけましょう。

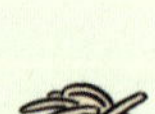

納豆

納豆に含まれる大豆ペプチドは体内に吸収されやすく、すばやくアミノ酸を補給できるので、筋肉の疲労回復に役立ちます。また、集中力の低下やストレスなどの脳の疲労にも効果が期待できます。

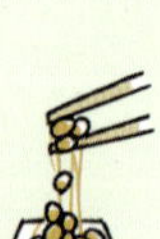

しっとりゆでた鶏むね肉で疲労回復！

自家製サラダチキン

20分

材　料（4人分）
鶏むね肉…2枚　水…400mℓ　塩…小さじ1/2
ショウガ…1片　酒…50mℓ

作り方

1 ショウガは皮付きのまま薄切りにします。

2 鍋にすべての材料を入れて中火にかけます。沸騰したら弱火にして3分、裏返して3分ゆでます。

3 火を止め、そのまま余熱で火を通します。冷めたらゆで汁ごと保存容器に入れます。冷蔵庫で3～4日保存可能です。

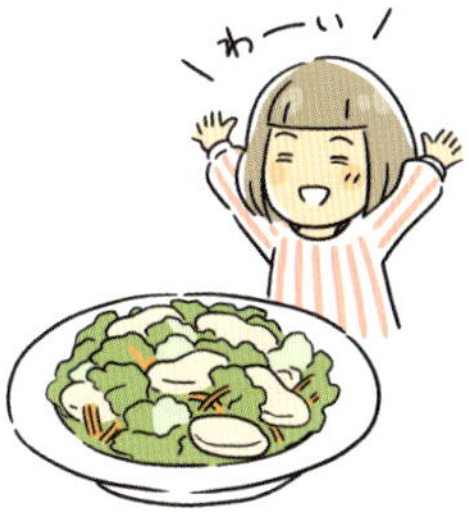

そのまま食べても、
サラダなどに加えても！

アミノ酸のパワーで疲れにくい体を作る

もやしのお好み焼き風

15分

材　料（1人分）
もやし…1/2袋
ごま油…小さじ2
A 卵…1個
　小麦粉…大さじ1
　和風だし（顆粒）…小さじ1/2

作り方

1 もやしは適当な長さに折り、Aを加えてよく混ぜます。

2 フライパンに油を熱し、**1**を半量ずつ流し入れて両面をこんがり焼きます。

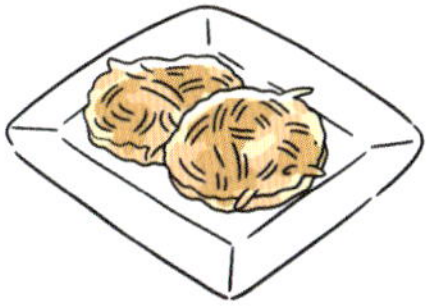

ソースやしょうゆをつけて食べてね

食べ合わせ
もやし＋卵
どちらもアミノ酸が豊富で、エネルギー効率を高める働きをします。疲れが抜けないと感じる時に最適な組み合わせ。

だるさ解消

クエン酸でミネラルを吸収しやすく

だるさや疲れの原因の一つが鉄分などのミネラル不足。ミネラルは、生命活動に不可欠な酵素の他、血液や細胞の健康、ビタミンの吸収などにも関わる大切な栄養素です。ただ、体に吸収されにくいので酢や梅干しなどと一緒に摂るのがおすすめ。クエン酸にはミネラルを吸収されやすい形にする「キレート作用」があります。

酢

クエン酸の他、酸っぱさの素である酢酸やアミノ酸なども含み、疲労回復、ダイエット、血糖値の上昇を抑えるなどの効果が期待できます。摂り過ぎたり原液で飲んだりすると、胃や歯を傷めることもあるので注意。

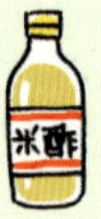

アスパラガス

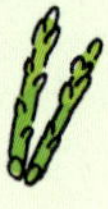

鉄分やカルシウム、各種ビタミン、食物繊維などが豊富。疲労回復や体調を整える作用のあるアスパラギン酸は茎よりも穂先に多く含まれます。食べるならホワイトアスパラガスより栄養の多いグリーンのものを。

甘酒（米麹）

ミネラルやビタミンが多く、「飲む点滴」といわれるほど高栄養。麹が生み出すアミノ酸の一種「ＧＡＢＡ」には疲労回復、ストレス軽減、脳の活性化効果も。自然な甘さがあるので、砂糖代わりに使うといいでしょう。

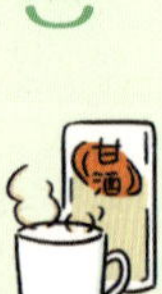

だるさの原因は小麦？

小麦に含まれるたんぱく質のグルテンが長引くだるさや疲れを引き起こすことも。グルテンは体内で分解されて腸から吸収されますが、スムーズに消化できない体質の人も。小麦食品を控えめにしてみるのも一つの方法です。

酢を使ったボリューム料理でエネルギーチャージ

鶏手羽元のさっぱり煮

30分

材　料（2人分）
鶏手羽元…6本
卵…3個
ショウガ…1片
A ┌ 水・しょうゆ…各50mℓ
　│ 酢…100mℓ
　└ 砂糖…大さじ2

作り方
1 卵は熱湯から5分ゆで、水で冷まして殻をむきます。ショウガは皮付きのまま薄切りにします。
2 鍋にAとショウガを入れて火にかけ、煮立ったら手羽元と卵を入れ、オーブンシートなどで落としブタをして煮ます。
3 15分ほど煮て、煮汁が半量くらいになったら火を止めます。

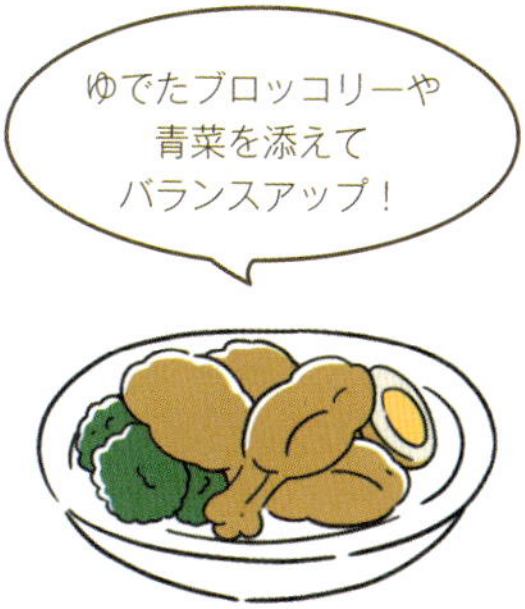
ゆでたブロッコリーや
青菜を添えて
バランスアップ！

酢を使った料理を作る際、アルミや鉄の鍋を使うと傷む恐れがあります。ステンレスや、ホーロー、樹脂加工の鍋を使ってください。

意外な組み合わせで、リフレッシュ！

甘酒スカッシュ

3分

材　料（1人分）
米麹の甘酒（濃縮タイプ）…100mℓ
炭酸水（無糖）…100mℓ
レモン…1/8個

作り方
1 グラスに甘酒と炭酸水を入れて混ぜ合わせ、レモンを絞ります。

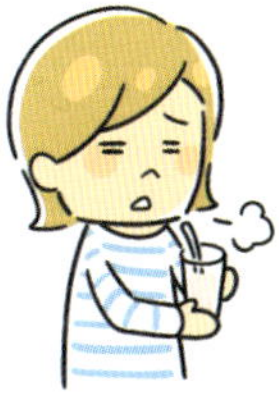

炭酸水は胃腸の働きを活発にする効果もあります

脳の疲労回復

チョコレートで脳をパワーアップ

長い時間何かに集中したり、考えごとをしたりすると脳は疲れてしまいます。そんな時は高カカオのチョコレートを食べて一息つきましょう。カカオ豆に含まれるポリフェノールの一種のフラバノールが認知機能を改善するといわれています。また、良質なたんぱく質の大豆食品、オリーブオイルやナッツ類などの脂質、野菜類、ハーブ類もおすすめです。

納豆

大豆食品のたんぱく質は消化酵素で分解されると大豆ペプチドとして体にすばやく吸収され、短時間でアミノ酸を補給することができます。そのため、脳の疲労回復や基礎代謝アップなどの効果があります。

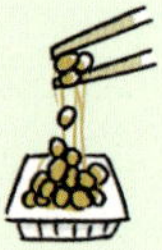

チョコレート

脳が疲れると甘いものが欲しくなり、つい食べ過ぎてしまいがちです。予防策は疲れる前に糖質を摂ること。間食にカカオ80%以上のチョコレートとナッツを食べると脳の疲れ予防や活性化に効果的です。

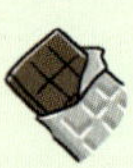

ウコン

抗炎症・抗酸化作用のある黄色い色素成分クルクミンが、脳の神経細胞を作るたんぱく質を増やします。また、香り成分のターメロンにも脳の神経細胞の分裂を促し、数を増やす働きがあるとされています。

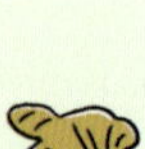

グレープフルーツ

グレープフルーツのビタミンCやクエン酸が脳神経の働きを活発にして疲れを取り除いてくれます。グレープフルーツ果汁入りの紅茶がおすすめ。薬やサプリメントの吸収を悪くすることがあるので、注意を。

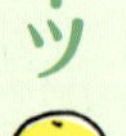

※グレープフルーツは薬剤服用期間の飲食は避けましょう。果肉に含まれる成分により、血圧の低下、頭痛、めまいの症状を引き起こすことがあります。

スッキリした味わいで、疲労回復と集中力アップ

ホットグレープフルーツジュース

5分

材　料（1人分）
グレープフルーツ…1個
ハチミツ…適宜

作り方

1 グレープフルーツを絞り器などを使ってジュースにします。

2 ステンレスやホーロー製の鍋に **1** を入れて温めたらカップに注ぎ、ハチミツを加えます。

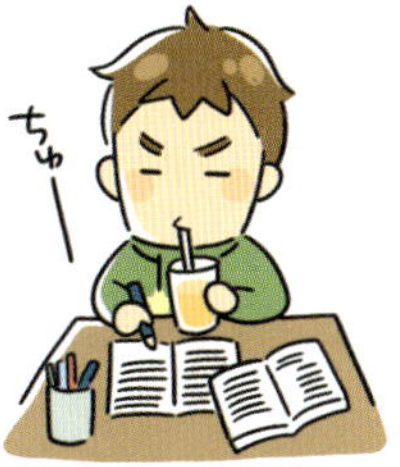
ちゅー

勉強の合間に飲んで
脳を活性化！

カレーのスパイスが脳の疲労も吹き飛ばす

サバ缶のドライカレー

30分

材　料（3人分）
サバ水煮缶…1缶
タマネギ…1/2個
ニンジン…1/2本
カレー粉…大さじ1
ケチャップ…大さじ1/2
塩・こしょう…少々
サラダ油…大さじ1/2
ごはん…適量

作り方

1 タマネギとニンジンはみじん切りにします。

2 フライパンに油を熱し **1** を炒めます。しんなりしたら、ケチャップを加えて混ぜ、次にカレー粉を加えて炒め合わせます。

3 **2** にサバ缶を汁ごと入れ、ほぐしながら煮詰めます。塩・こしょうで味をととのえます。

4 温かいごはんの上に **3** をかけます。

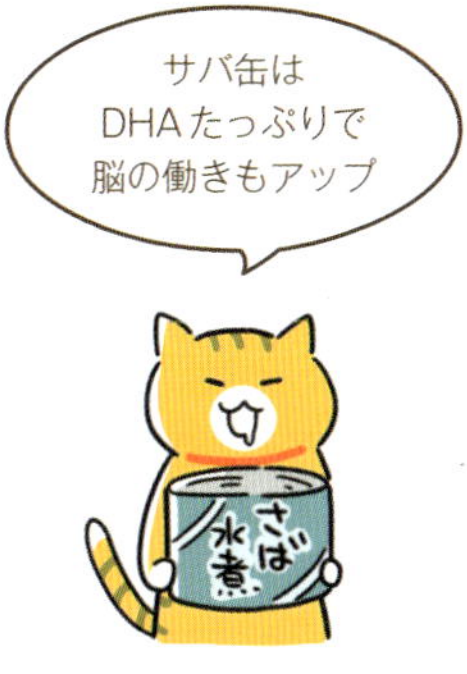
サバ缶は
DHAたっぷりで
脳の働きもアップ
さば
水煮

肩こり

血行改善と食事で乳酸をためない体に

つらい肩こりは、血行が悪くなり筋肉に疲労物質である乳酸がたまると起きます。ストレスやプレッシャーなどの精神的負担が原因になることも。運動やマッサージ、入浴などで体と心をほぐすとともに、食事で予防することが大切です。乳酸の分解を早めるクエン酸や筋肉を作るたんぱく質をしっかり摂りましょう。

タコ

血流や血行を改善し、筋肉や臓器を活性化するたんぱく質が非常に豊富。また、血圧を下げて心臓から送り出す血液を増やすのに効果的なタウリンが多いため、心筋梗塞などのむくみ予防なども期待できます。

酒粕

疲労軽減に役立つたんぱく質と、乳酸などを取り除くビタミンB_2を豊富に含みます。体を温め、血行をよくしてくれるので肩こりの緩和に効果的です。甘酒などにすればブドウ糖も摂れるので、脳の栄養補給にも。

枝豆

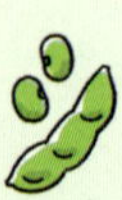

良質なたんぱく質、ビタミン類、食物繊維やカルシウムなどが豊富。代謝を高めるビタミンB_1が多く、血行をよくします。利尿作用を促すカリウムも多く含んでいるため、むくみ解消にも効果的です。

ニンニク

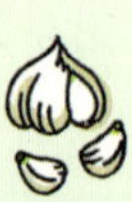

特有のにおいの元であるアリシンには血流を改善する効果や強力な殺菌作用があります。代謝を促し、末梢血管を広げて血のめぐりをよくするスコルニジンも豊富。免疫力強化、がん予防などにも役立ちます。

タコとニンニクの相乗効果で全身の血行アップ

タコとマッシュルームのアヒージョ

15分

材　料（2人分）

ゆでダコ…150g
マッシュルーム…100g

A
- オリーブオイル…100mℓ
- ニンニク…1片
- 赤唐辛子…1本
- 塩…小さじ1/2

作り方

1 タコは食べやすい大きさに切り、マッシュルームは石づきを取ります。ニンニクはみじん切りにし、赤唐辛子は種を取ります。

2 鍋にAを熱し、香りが立ったらタコとマッシュルームを入れて弱火で2～3分加熱します。

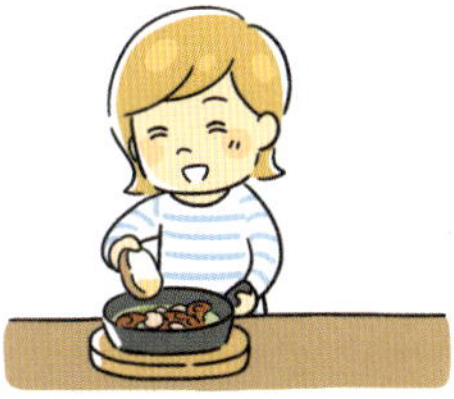

アヒージョは
オリーブオイルとニンニクで
魚介類などを煮る料理です

いつもの豚汁に酒粕を加えて体ポカポカ

酒粕入り豚汁

20分

材　料（3人分）

豚小間切れ肉…150g
大根…下部4cm
ニンジン…4cm
豆腐…1/2丁
だし汁…800mℓ
酒粕（板粕）…80g
みそ…大さじ3

作り方

1 大根とニンジンはいちょう切りに、豆腐はひと口大に切ります。

2 鍋にだし汁、大根、ニンジンを入れて火にかけ、煮立ったら豚肉、豆腐を入れて5分煮ます。煮汁を少しとり、酒粕を溶きます。

3 鍋にみそと、溶いた酒粕を加えて温めます。

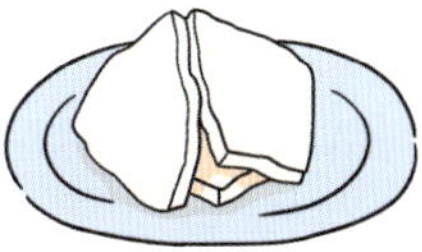

酒粕は
冷え性の改善効果も

腰痛

悪い姿勢や肥満症は腰痛の大敵

腰痛の主な原因は、骨や関節の異常、内臓の病気、同じ姿勢を続けるなどの生活習慣やストレス。痛みが長引く場合は診察を受けて原因をつきとめることが大切です。予防策は、正しい姿勢をとる、腹筋・背筋を鍛える、太らないなど。

食事は骨を丈夫にするカルシウムと血行をよくするビタミンEを中心にバランスよく摂りましょう。

オクラ

オクラのネバネバは食物繊維の他、骨や関節に良いグルコサミンも含んでいます。がん予防や免疫力アップに役立つβ-カロテンやカリウム、カルシウムも豊富。軽く加熱することでより栄養を引き出せます。

レバー

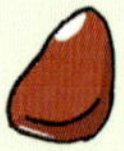

神経の伝達を調整し、腰痛の改善が期待できるビタミンB_{12}を豊富に含みます。特に末梢神経のダメージから起きている腰痛の場合、ビタミンB_{12}を補うことでダメージを修復できるといわれています。

手羽先

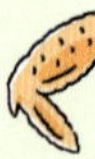

骨を丈夫にするコラーゲンやコンドロイチンが豊富なので、腰に不安のある人は積極的に摂りましょう。野菜や果物に多いビタミンCには、コラーゲンの合成をサポートする働きがあるので一緒に摂るのがおすすめ。

ひじき

血流をよくし、神経を穏やかにする効果が期待できるカルシウムや鉄分、マグネシウムなどのミネラルが豊富。腰痛、腰が曲がるのを防ぐ優良な食材です。筋肉疲労やストレスにも。ヒ素含有量の低い韓国産が◎。

ネバネバ食材で腰痛をやわらげる

オクラとやまいもの明太子和え

15分

材　料（2人分）
オクラ…6本
やまいも…5～6cm
明太子…50g
めんつゆ…適宜
きざみ海苔…適宜

作り方

1 オクラは塩でもみ、熱湯でサッとゆでて水気を切り、斜め薄切りにします。やまいもは約5mm幅の半月切りにします。明太子は身を取り出してほぐします。

2 ボウルにめんつゆと明太子を入れてよく混ぜ、オクラとやまいもを混ぜ合わせます。海苔をかけます。

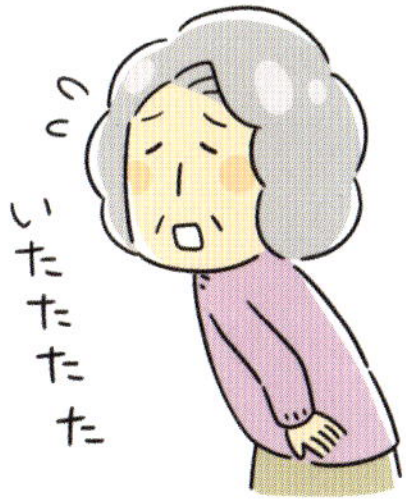

ビタミンBの効果で腰痛緩和に

鶏レバーの赤ワイン煮

40分

材　料（4人分）
鶏レバー…400g
ショウガ…1片
A　赤ワイン…200㎖
　　しょうゆ…大さじ2
　　砂糖…大さじ1/2

作り方

1 鶏レバーはよく洗ってひと口大に切り、水に5分さらしてから熱湯に入れ、煮立ったらザルに上げます。ショウガは皮付きのまま薄切りにします。

2 鍋にAを入れて混ぜ、鶏レバーとショウガを加えて30分煮ます。

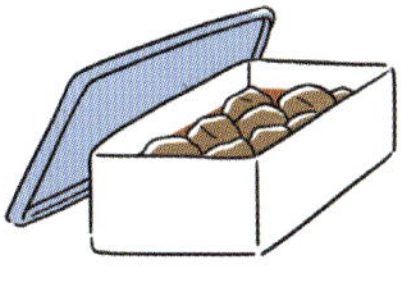

冷蔵庫で
1週間ほど保存可能

睡眠不足

眠りと食事には深い関係が

睡眠には疲労回復、免疫力アップ、細胞を修復するなどの役割があります。ストレス対策や睡眠の環境を整えることも大切ですが、糖質不足が不眠を招くこともあるので注意。また、精神を落ち着けて良質な眠りに導くビタミンB_1・B_{12}の多い納豆や干物、みそ汁、トリプトファンを含む牛乳やチーズなどがおすすめです。

牛乳

牛乳に含まれるカルシウムが精神を安定させ、必須アミノ酸のトリプトファンがメラトニンという快眠に導くホルモンの分泌を促します。寝る前に飲むなら、コーヒーや紅茶ではなくホットミルクを。

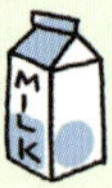

ショウガ

血行をよくして体を温める作用のあるジンゲロールが、快適な睡眠に導いてくれます。すりおろしたショウガをお湯に入れ、精神安定作用のあるマグネシウムが多いハチミツを加えれば、リラックス効果も。

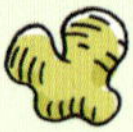

麦飯

ストレスやイライラを抑制、軽減してくれるカルシウムを豊富に含みます。同様にカルシウムの多いシソと一緒に摂ると、安眠効果がアップ。ストレスで眠れないようなら、試してみるといいでしょう。

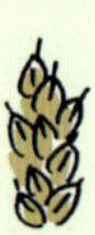

レタス

昔から安眠の食べものといわれるレタス。含有成分のラクチュコピクリンが気持ちを穏やかにして、安眠を促します。葉や芯に多く含まれ、即効性があるため、寝る30分くらい前に摂るのがベストです。

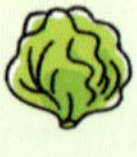

心を落ち着ける野菜で不眠を解消

レタスとタマネギのスープ

15分

材料（2人分）
- レタス…2～3枚
- タマネギ…1/4個
- サラダ油…小さじ1
- A［水…400mℓ／固形スープの素…1個］
- 塩・こしょう…少々

作り方
1. レタスはひと口大にちぎり、タマネギは薄切りにします。
2. 鍋に油を熱してタマネギを炒め、しんなりしたらAを加え、煮立ったらレタスを加えます。
3. 1分ほど煮たら器に入れ、塩・こしょうで味をととのえます。

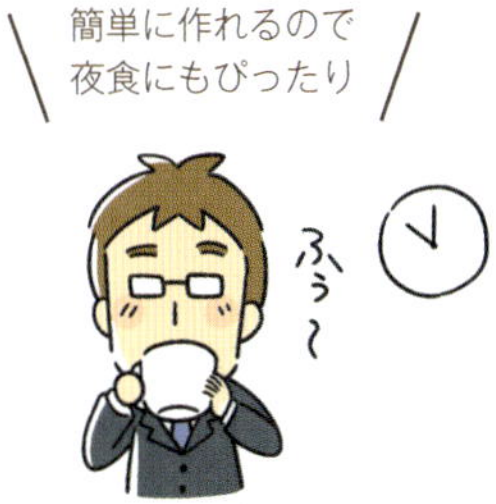
簡単に作れるので
夜食にもぴったり
ふぅ〜

食べ合わせ
レタス＋タマネギ
どちらにも精神安定、不眠改善の効果があります。レタスの体を冷やす作用を、タマネギがカバー。

温かい牛乳が眠りを導く

ホットミルクセーキ

15分

材料（1人分）
- 牛乳…180mℓ
- 卵黄…1個分
- グラニュー糖…大さじ1

作り方
1. 鍋に卵黄とグラニュー糖を入れ、泡だて器でよく混ぜます。
2. 1に牛乳を加え、沸騰しないように温めます。

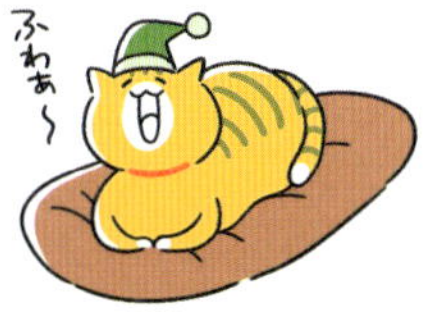
ふわぁ〜

食べ合わせ
牛乳＋卵
牛乳のカルシウムは、睡眠に導くホルモンの分泌を促します。卵のたんぱく質でカルシウムの吸収率をアップ。

目の疲れ

アントシアニンで網膜細胞を再生成

目の疲れは悪化すると、頭痛や肩こりなどを併発することもあります。目の疲れを軽減するには、ポリフェノールの一種であるアントシアニンを摂りましょう。植物が強い日差しから身を守るために作る色素で、目の網膜細胞の再生成をサポートします。

また、目の栄養となるビタミンAを摂るのも有効です。

ブルーベリー

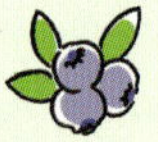

ブルーベリーの濃い紫は、アントシアニンという成分で、抗酸化作用も持っています。ビタミンCやEも豊富で、全身の疲労回復にも役立ちます。加熱調理や冷凍保存しても成分が壊れません。

ニンジン

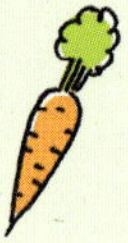

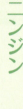

体内でビタミンAに変わるβ-カロテンが大量に含まれています。ビタミンAは疲れ目に効果的で、皮に栄養が多いので捨てない工夫を。油と一緒に摂るとβ-カロテンの吸収が高まります。

ウナギ

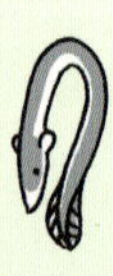

ウナギのビタミンAには目の粘膜を潤し、乾燥を防ぐ働きもあります。他に、目の周辺の筋肉の疲れをやわらげるビタミンB_1、目の粘膜を正常化するB_2も豊富で、疲れ目改善にぴったりです。

画面を見るのを減らす

目の疲れには、画面を見る時間を減らして目を休めるのが一番です。スマートフォンの画面を見た時間がわかるスクリーンタイムやデジタル・ウェルビーイングなどの機能を利用して、見る時間を減らすよう心がけましょう。

冷凍ブルーベリーで目の疲れをとる

ベリーバナナスムージー

15分
（バナナを凍らせる時間は除く）

材　料（2人分）
冷凍ブルーベリー…100g
バナナ…1本
牛乳…240㎖
ミント…適量

作り方
1 バナナを輪切りにして凍らせます。
2 水洗いした冷凍ブルーベリーと**1**、牛乳をミキサーに入れ、滑らかになるまで攪拌《かくはん》します。
3 **2**をグラスに注ぎ、ミントを飾ります。

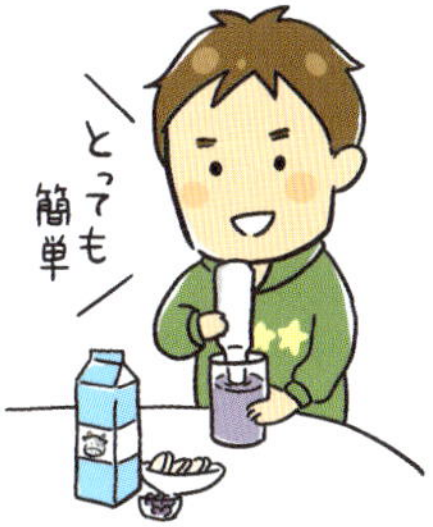

目の疲れに効くβ-カロテンが豊富な皮を活用！

ニンジンと大根の皮のきんぴら

15分

材　料（2人分）
ニンジンの皮…20g
大根の皮…70g
めんつゆ…大さじ2
ごま…大さじ1
ごま油…大さじ1
赤唐辛子の輪切り…少々

作り方
1 ニンジンの皮と大根の皮を千切りにします。
2 フライパンにごま油を熱し、**1**を炒めます。油がまわったら、めんつゆを回しかけます。
3 器に盛り、ごまと赤唐辛子をちらします。

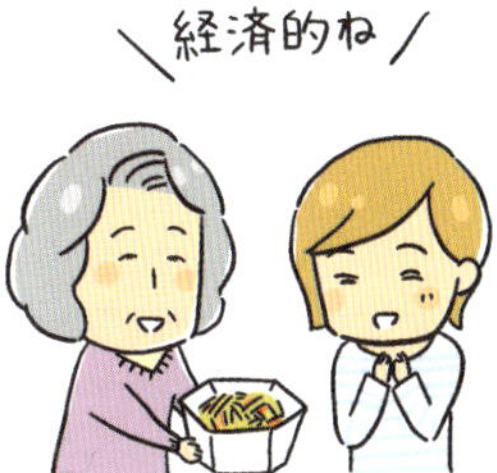

油と一緒に摂ると
栄養の吸収が高まります

目の老化防止

全身のアンチエイジングで目も若く！

目の老化は加齢による血行不良など、体全体の老化と関連が深いので、老化予防に効果的な抗酸化物質が豊富な食物を摂りましょう。抗酸化物質には、ビタミンC、ビタミンA、ビタミンE、β-カロテン、ポリフェノールなどがあります。

みそや納豆などの発酵食品も体によい菌やビタミンが豊富で老化予防に効果的です。

ほうれん草

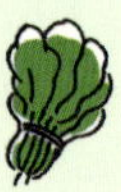

老眼、白内障、緑内障など加齢が主な原因となる目の病気は、ルチンを摂って予防しましょう。ほうれん草にはルチンの他、β-カロテンやビタミンA、ビタミンCも豊富なアンチエイジング食材です。

納豆

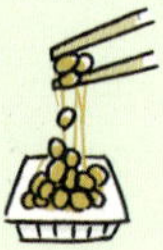

納豆の代表的な栄養分のナットウキナーゼは血栓を溶かしてくれる働きがあります。目の血流をよくすることで、老眼だけでなく緑内障や白内障などの目の病気を予防することができます。

シジミ

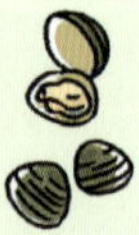

アサリやはまぐりなど貝類の多くは、視神経の働きを高め、視力の低下を防ぐビタミンB_{12}を含んでいます。中でもシジミは含有量が豊富。おいしいだしをとって汁物にして飲むのがおすすめ。

アボカド

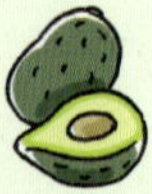

アボカドに含まれるビタミンEには抗酸化作用があり、老眼をはじめ体が老化するスピードを緩やかにする働きがあります。ビタミンCを含む食材と組み合わせることにより抗酸化作用が強まります。

ルチンで網膜を守り、目の病気のリスクを減らす

ほうれん草の豆乳スープ

15分

材　料（2人分）

ほうれん草…1/2束
豆乳…200㎖
コンソメの素…小さじ1
水…200㎖
塩・こしょう…適宜

作り方

1 ほうれん草を食べやすい大きさに切ります。

2 鍋に水、顆粒スープの素を入れ火にかけます。煮立ったらほうれん草をさっと煮ます。

3 豆乳と、塩・こしょう各少々を加え、沸騰する直前に火を止めます。

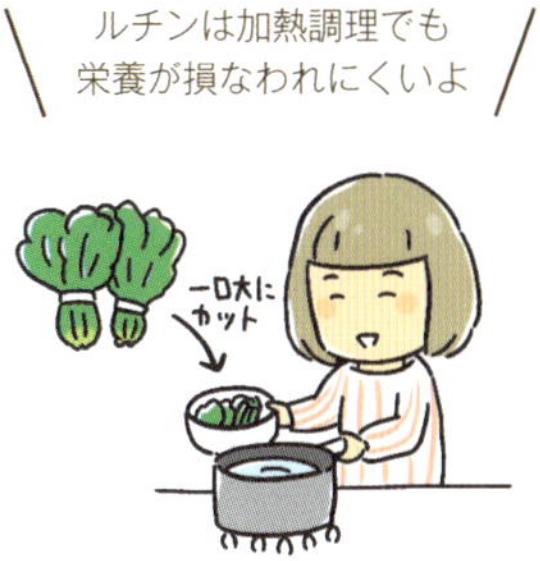
ルチンは加熱調理でも栄養が損なわれにくいよ
一口大にカット

納豆のナットウキナーゼとアボカドのビタミンEで老化を緩やかに

アボカド納豆サラダ

5分

材　料（1人分）

納豆…1パック
アボカド…1/4個
トマト…1/4個
ポン酢…大さじ1
粒マスタード…小さじ1
オリーブオイル…小さじ1

作り方

1 アボカドとトマトを角切りにします。

2 器に納豆とポン酢と粒マスタードを入れよく混ぜ、**1**を加えます。

3 オリーブオイルを回しかけ、よく混ぜます。

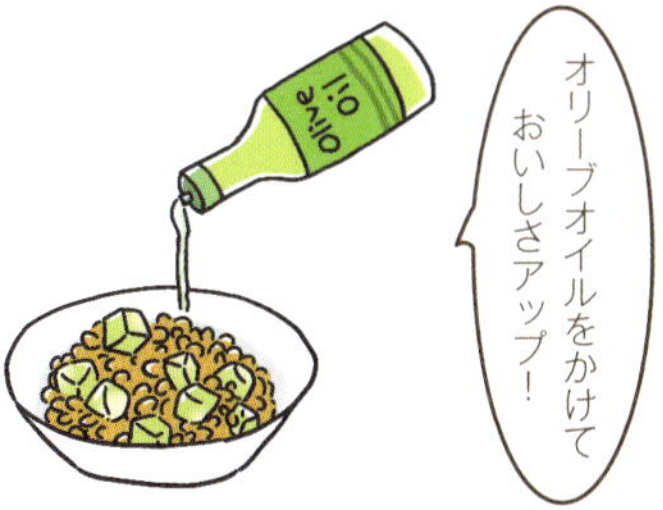
olive oil
オリーブオイルをかけておいしさアップ！

花粉症

免疫力を高め
粘膜を守る

花粉症はアレルギーの一種。体内に侵入した花粉を体外へ排出しようと過剰に反応し、くしゃみや鼻水・目のかゆみなどの症状を引き起こします。

免疫力を高めることが改善につながるので、症状が出た時だけでなく、毎日の料理に発酵食品など免疫力を高める食材を取り入れましょう。また、粘膜を守るビタミンAの摂取も心がけましょう。

ヨーグルト

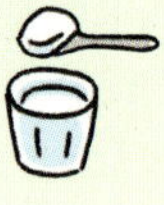

ヨーグルトや納豆などの発酵食品には、腸内環境を整える働きがあります。腸の調子が整えられると免疫力が高まります。砂糖が入っていないプレーンなものがおすすめ。糖分を加える時は果物を足しましょう。

きのこ類

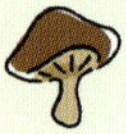

食物繊維が豊富なきのこ類にも、腸内の善玉菌を増やし、悪玉菌を減らして腸内環境を整える働きがあります。また、免疫力を活性化するといわれる食物繊維の一種、β-グルカンの効果も期待できます。

タマネギ

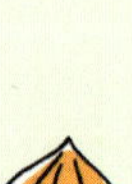

タマネギには、抗炎症作用を持ち、アレルギーの緩和に有効なケルセチンと呼ばれるポリフェノールが含まれています。品種により含有量の差があり、一般的なタマネギより赤タマネギに多く含まれています。

バナナ

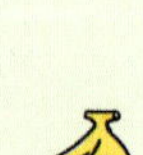

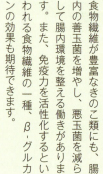

バナナは皮膚や粘膜の健康を維持するナイアシンが多く含まれている果物で、くしゃみや鼻水などの粘膜を痛める症状に有効です。ヨーグルトと相性がいいので、混ぜて食べるとより効果的。

きのこのβ-グルカンとタマネギのケルセチンで免疫力を活性化！

きのこサラダ

15分

材　料（2人分）
しめじ…100g
赤タマネギ…100g
卵…3個
A［マヨネーズ…大さじ1
　 塩・こしょう…少々
オリーブオイル…大さじ1

作り方

1 しめじはほぐし、赤タマネギは薄切り、卵はゆでます。

2 耐熱容器にしめじ、赤タマネギを入れ、オリーブオイルをかけます。ラップをして電子レンジで5分（500wの場合）加熱し、さまします。

3 2にAを加えて混ぜ、ゆで卵を手で粗く割って加え、ざっと混ぜます。

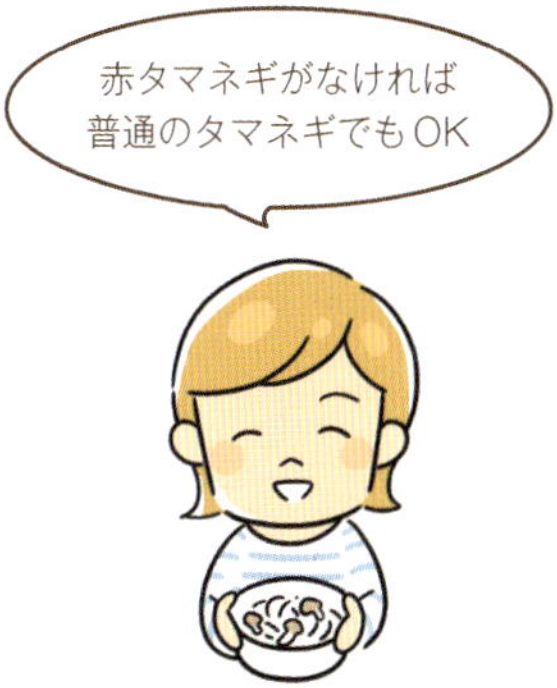
赤タマネギがなければ
普通のタマネギでもOK

ナイアシンで粘膜を健康に

焼きバナナトースト

10分

材　料（1人分）
食パン…1枚
バナナ…1本
ハチミツ…小さじ1
シナモン…適量
バター…適量

作り方

1 食パンにバターを塗ります。

2 薄切りしたバナナを1の上に並べ、シナモンとハチミツをかけます。

3 2をトースターで焼きます。

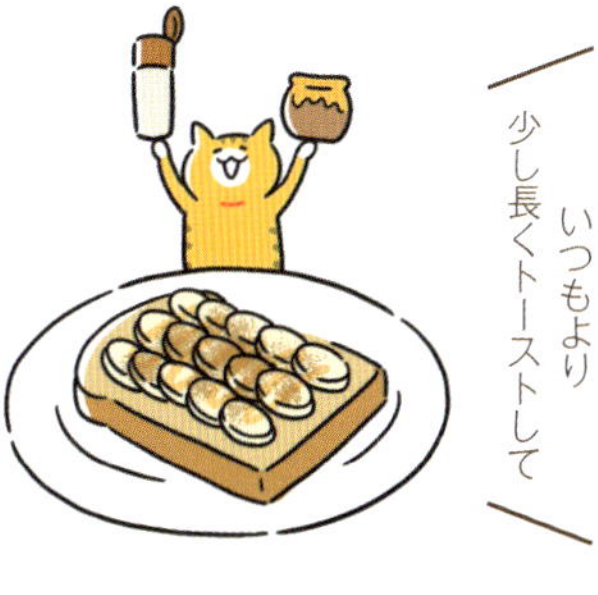
いつもより少し長くトーストして

高血圧・血栓予防・動脈硬化

血管を丈夫にし 血流をよくしよう

血管が老化すると、血管の壁に中性脂肪やコレステロールなどがたまってきます。悪化すると血流が悪くなり、高血圧や血栓、動脈硬化の原因に。

血管を若返らせるには、血管や血液の病気予防に効果的なＤＨＡとＥＰＡが豊富な青魚を食べるのがおすすめ。

食事改善だけでなく適度な運動も組み合わせると効果的です。

アジ

アジなどの青魚に含まれるＤＨＡとＥＰＡには、中性脂肪を抑制する働きや血栓の予防効果が確認されています。効率よく摂取するには、丸ごと食べる刺身や、煮付けにして煮汁も一緒に食べると良いでしょう。

タマネギ

タマネギを切ると涙が出るのは硫化アリルの働きによるもの。アリシンは血栓予防や動脈硬化予防に効力があります。豚肉などビタミンB_1を多く含む食品を組み合わせると、効果が持続します。

トマト

トマトのケルセチンは、毛細血管を強化する作用があります。また、動脈硬化の予防に効果のあるリコピンは、加熱に強く油に溶けやすいので、オリーブオイルで調理すると健康効果が高まります。

アスパラガス

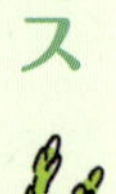

野菜の中でも抗酸化力がトップクラスのアスパラガス。穂先には細胞を活性化させるアスパラギン酸や毛細血管を丈夫にするルチンなど、動脈硬化を予防する成分がたっぷり含まれています。

中性脂肪を抑えて血管を丈夫にする最強食

アスパラガスとアジの焼きびたし

20分

材　料（2人分）
アジ（3枚におろしたもの）…2尾
アスパラガス…1束
オリーブオイル・小麦粉…適量
A しょうゆ…大さじ2
　レモン汁…小さじ2
　水…大さじ1

作り方
1 アスパラガスは斜め薄切りにし、アジは小麦粉をまぶします。
2 フライパンにオリーブオイルを熱し、**1** をアスパラガス、アジの順に焼きます。それぞれ火が通ったら、ボウルに入れたAに漬けます。
3 10分ほどおいたら、汁ごと器に盛りつけます。

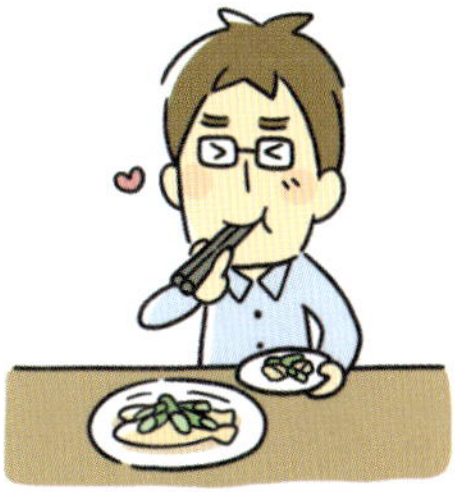

毛細血管を強化

トマトジュース

5分

材　料（2人分）
トマト…2個
バジル…2枚
オリーブオイル…適量
黒こしょう…少々

作り方
1 トマトは洗ってヘタをとり、乱切りにします。
2 ミキサーに **1** とバジル、オリーブオイルを入れ、撹拌《かくはん》します。
3 器に注ぎ、黒こしょうをふります。

血液をサラサラに

酢トマトのサラダ

35分

材　料（2人分）
タマネギ…1個
酢…120mℓ
ハチミツ…大さじ2
ミニトマト…3個

作り方
1 タマネギをスライスし、30分放置します。
2 鍋に酢とハチミツを入れ、火にかけます。沸騰したら **1** を入れ、1分加熱します。冷めたらミニトマトと和えます。

※オリーブオイルはエクストラバージンオリーブオイルがおすすめ

心臓の老化防止

抗酸化成分と食物繊維で若々しく

年をとると心筋細胞が減少し、運動の負荷に耐える力が弱まります。また大動脈弁や僧帽弁輪《そうぼうべんりん》が石灰化し、心臓を動かす刺激伝導系も衰えます。また、心臓の老化によって、心筋梗塞や弁膜症などの心臓病の発症リスクが高まります。

抗酸化成分と食物繊維を多く含んだ食事と、軽めの運動を続けることが予防になります。

赤ワイン

赤ワインに含まれるレスベラトロールは、抗酸化作用を持つポリフェノールの一種。ぶどうの種や皮などに含まれています。数あるポリフェノールの中でも、心血管関連疾患の予防効果が高いといわれています。

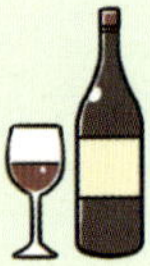

パプリカ

赤の色素成分であるカプサンチンはトマトに含まれる色素成分のリコピンを上回る抗酸化力があります。含有量は赤、オレンジ、黄色の順に多くなります。ビタミンCも豊富でスープにしても9割は残ります。

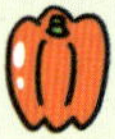

ナス

ナスの実には栄養的には特筆するものはありませんが、皮に含まれる色素成分ナスニンには、活性酸素を抑える強い抗酸化力があります。また、コレステロールの吸収を抑え、体外に排出する効果も期待できます。

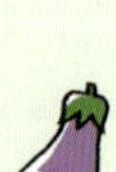

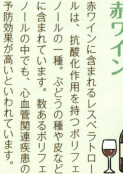

散歩で楽しく予防

軽い運動を長期間続けることも大切。うっすらと汗をかく程度の運動を、週3回・20～40分行うようにしましょう。

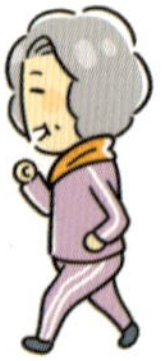

パプリカとナスで抗酸化力をアップ！

パプリカとナスのみそ炒め

20分

材　料（2人分）
パプリカ…1/2個
ナス…2個
ごま油…大さじ2
A［みそ…大さじ1/2
砂糖…大さじ1/2
しょうゆ…小さじ1/2］

作り方
1 パプリカはひと口大に切り、ナスは小さめの乱切りにします。
2 フライパンでごま油を熱し、ナスに焼き色がつくまで炒めます。
3 **2**にパプリカを加えて炒めたらAを加え、さっと混ぜます。

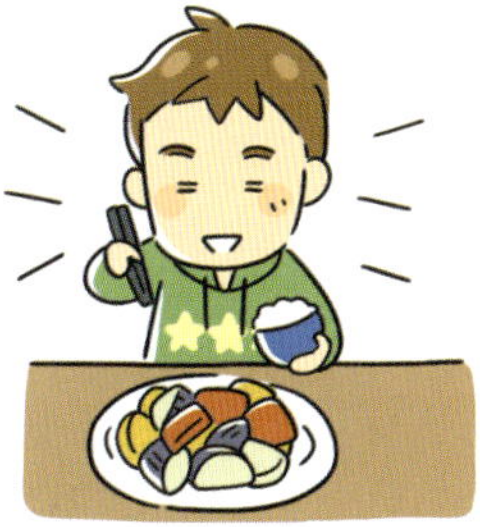

油で揚げてナスニンの溶出をストップ

ナスの揚げ煮

15分

材　料（2人分）
ナス…2個
オリーブオイル…適量
A［だし汁…500mℓ
酒…50mℓ］
A［みりん…100mℓ
しょうゆ…50mℓ］

作り方
1 鍋にAを入れ、火にかけます。
2 ナスはヘタを取り、縦半分に切って、皮目に切り込みを入れます。
3 **2**を180℃のオリーブオイルで素揚げします。揚がったらオリーブオイルを切り、**1**に入れて2～3分煮ます。

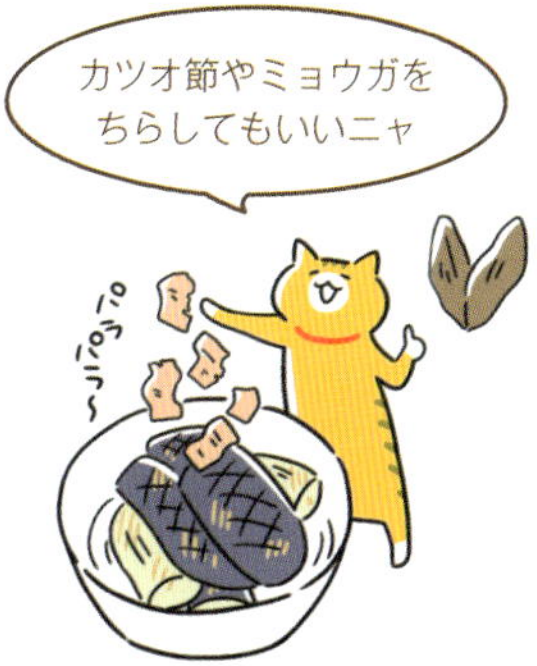
カツオ節やミョウガを
ちらしてもいいニャ
パラパラ〜

肥満予防

低糖質な食事で健康な体型を維持

ダイエットには、糖質を抑えた食事が効果的。糖質が多く含まれるのはごはんやパンなどの炭水化物です。主食が欲しい場合は、糖質の吸収がおだやかで太りにくいとされる低GI値の食品で、ビタミンと食物繊維が豊富な玄米を選びましょう。

代謝を上げるビタミンB群などダイエット効果のある食材も上手に取り入れましょう。

玄米

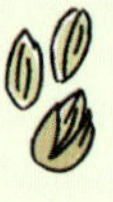

炭水化物の中でもGI値が低く、食物繊維も豊富です。また、炭水化物の代謝の補酵素として働くビタミンB_1も、白米に比べ5倍の量を含んでいるので、ダイエット中の主食にぴったり。

アーモンド

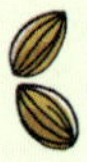

食物繊維がたっぷりで、血糖値の急上昇を抑えるオレイン酸が豊富なアーモンド。食べるのは1日に男性25粒、女性20粒程度が目安。塩味がついているものだと塩分を摂り過ぎてしまうので、無塩のものを選んで。

ブロッコリー

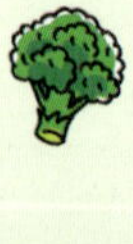

ブロッコリーは、β-カロテン、ビタミンC、ビタミンK、ビタミンE、食物繊維などを含む、栄養満点の野菜。抗酸化作用の高いスルフォラファンも含んでいるので、アンチエイジングも期待できます。

きのこ類

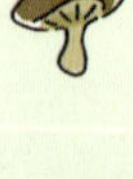

低カロリーで食物繊維が豊富。特に不溶性食物繊維が多く、ダイエットや便秘解消に効果的。代謝を上げるビタミンB群やビタミンDも豊富です。天日で乾燥させると栄養価が高まります。

食物繊維で便秘解消！

ブロッコリーのアーモンド和え

15分

材料（2人分）

ブロッコリー…200g
アーモンド…15g
サラダチキン…１枚
A［白みそ…大さじ１
　 マヨネーズ…大さじ３

作り方

1 サラダチキンはひと口大に切り、ブロッコリーは小房に分けます。

2 鍋にアーモンドを入れ、弱火で２分ほどから炒りします。粗熱がとれたら粗みじんにし、Aに混ぜて和え衣を作ります。

3 ブロッコリーをゆでて、水気を切り、１と２に混ぜます。

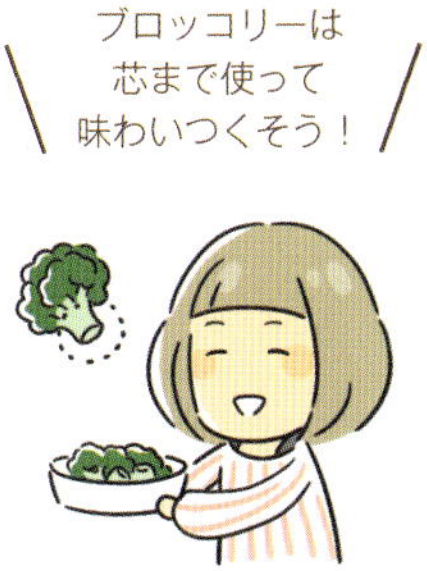
ブロッコリーは
芯まで使って
味わいつくそう！

低カロリーなきのこでカサ増し！

玄米のきのこ炊き込みごはん（水につけておく時間は除く）

15分

材料（4人分）

玄米…３合
しめじ…１パック
マイタケ…１パック
しいたけ…３枚
水…550㎖
A［しょうゆ…大さじ１
　 酒…大さじ２
　 塩…小さじ2/3

作り方

1 玄米は洗って水につけ、３～6時間ほどおきます。

2 きのこは石づきを切り、ほぐして食べやすい大きさに切ります。

3 炊飯器に１を入れ、水とAを入れます。上に２を平らにのせ、炊きます。

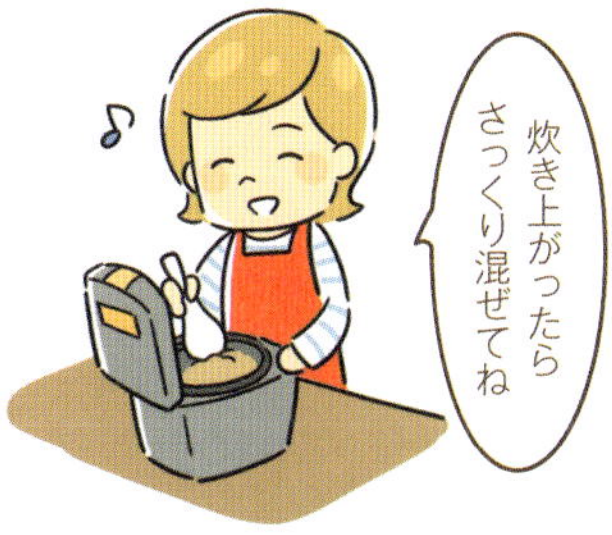
炊き上がったら
さっくり混ぜてね

骨粗しょう症

カルシウムを補う ビタミン&ミネラル

骨に蓄えられたカルシウムが血液中に溶け出し、骨の内部がスカスカになった状態が、骨粗しょう症です。栄養不足や運動不足、閉経に伴う女性ホルモン減少が原因です。骨折しやすく、背中や腰が曲がる要因にもなります。骨の材料となるカルシウムに加え、カルシウムの働きを補助するビタミンやミネラルを一緒に摂りましょう。

牛乳

カルシウムが豊富で、一緒に含まれているアミノ酸も吸収を助けます。カルシウムは熱しても壊れないので、そのまま飲むだけでなく、他の食材と合わせて煮込むなど、料理に使うのもおすすめです。

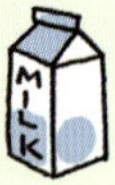

チーズ

チーズは、牛乳を濃縮して作られているため、牛乳より少ない量で必要な分のカルシウムを摂ることができます。また、乳糖が少ないので、牛乳でお腹を壊しやすい人も安心して食べることができます。

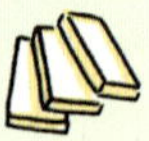

ヨーグルト

ヨーグルトは、カルシウムの他にもたんぱく質やビタミンなど豊富な栄養が含まれています。また、人肌で温めることで乳酸菌が活性化し、さらにカルシウムの吸収が高まるといわれています。

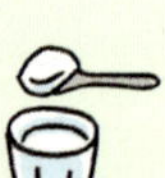

最強の発酵食品コンビ

納豆×ヨーグルトは、最強ともいえる組み合わせ。どちらもカルシウム豊富な上、ヨーグルトに含まれる成分「エクオール」が、骨粗しょう症を予防する納豆の成分「イソフラボン」の効果をさらにアップさせるのです。

ビタミンDたっぷりの鮭と野菜を合わせて

鮭と野菜のミルクスープ

20分

材　料（2人分）

- 鮭…2切れ（200g）
- しめじ・キャベツ…各100g
- タマネギ…1個
- 牛乳…400㎖
- 水…200㎖
- コンソメの素…2個

作り方

1 鮭、野菜をひと口大に切ります。しめじは小房に分けます。

2 鍋に鮭と牛乳以外の材料を入れて煮ます。野菜が軟らかくなったら鮭を加え、5分ほど煮ます。

3 最後に牛乳を加えてひと煮立ちさせます。

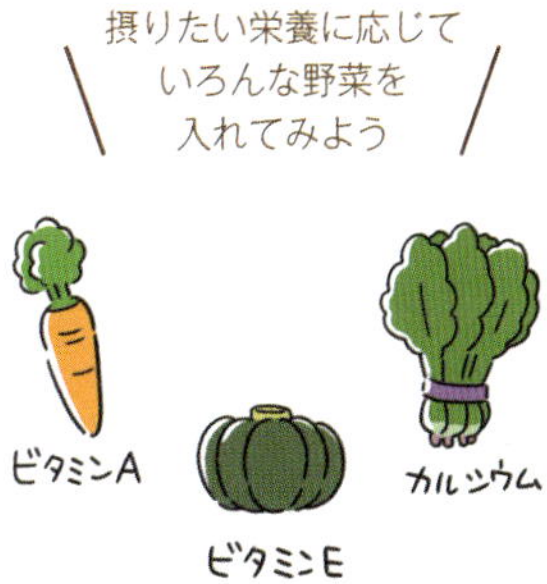
摂りたい栄養に応じて
いろんな野菜を
入れてみよう
ビタミンA
ビタミンE
カルシウム

夕食後のデザート代わりに

イチゴのホットヨーグルト

3分

材　料（1人分）

- プレーンヨーグルト…100g
- イチゴ…4～6個程度
- ハチミツ…小さじ2

作り方

1 イチゴを適当な大きさにカットします。

2 耐熱容器にヨーグルト、イチゴ、ハチミツを入れ、電子レンジで人肌程度になるよう温めます（目安は500wで約40秒程度）。

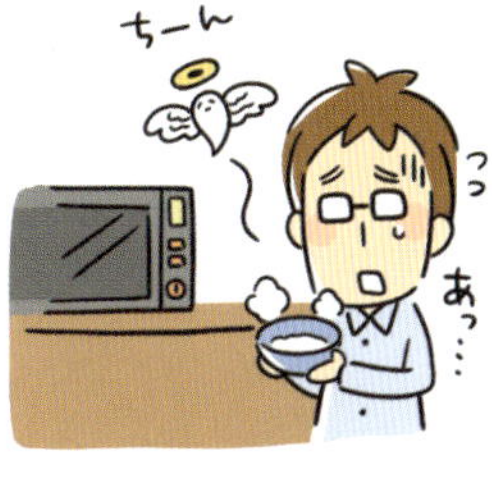
ちーん
あっ…

加熱し過ぎると
ヨーグルトが分離したり
乳酸菌が死滅するので注意

筋力アップ

効率の良い動物性たんぱく質を

筋肉は人が活動するのに欠かせない器官なので、しっかりと維持しましょう。筋肉の材料となるたんぱく質を効率よく生成するために、必須アミノ酸が大切です。動物性たんぱく質には、必須アミノ酸がバランスよく含まれた良質なものが多いので、植物性のたんぱく質とバランスを取りつつ、意識的に摂取しましょう。

牛肉

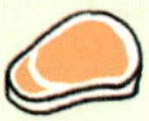

牛肉には、良質なたんぱく質と、筋力アップに欠かせない鉄や亜鉛も含まれています。脂肪が少なく赤身の多いヒレやモモがおすすめです。ビタミンＣを多く含む野菜などと組み合わせて摂りましょう。

マグロ

トロよりも赤身部分に、たんぱく質が豊富に含まれています。特に血合いの部分には鉄分も多いので、捨てないように注意しましょう。また、生活習慣病に効果のあるＤＨＡなどの不飽和脂肪酸も含んでいます。

卵

必須アミノ酸をはじめ、ビタミンＡやＢ群を含む卵は、筋肉を効率よく作ることのできる食品です。さらにビタミンＣ、食物繊維を含む食品と一緒に食べれば、パーフェクトに栄養を摂ることができます。

植物性たんぱく質も摂ろう

脂肪分の少ない植物性たんぱく質は、ダイエットやスポーツにも効果的。特に、豆腐・納豆などに含まれる大豆たんぱく質は、筋肉を強くするＢＣＡＡも多く含んでいます。また、吸収が遅い分、腹持ちが良いといえます。

たんぱく質×ビタミンCで一石二鳥

牛肉とパプリカのオイスターソース炒め

20分

材　料（2人分）

- 牛もも肉（薄切り）…150g
- パプリカ…1/2 個
- ピーマン…2個
- オイスターソース…大さじ1
- A
  - ごま油…大さじ1
  - ニンニク…1片
  - ショウガ…1/2 片
- 塩・こしょう…適量

作り方

1 牛肉はひと口大に、パプリカ・ピーマンは細切りにします。

2 フライパンにAを入れ、弱火で熱して香りを出します。

3 牛肉・パプリカ・ピーマンを加えて炒め、肉に火が通ったらオイスターソースを入れ、塩・こしょうで味をととのえます。

パプリカに含まれるビタミンCは
熱しても壊れにくいから、
炒め物にも便利ね

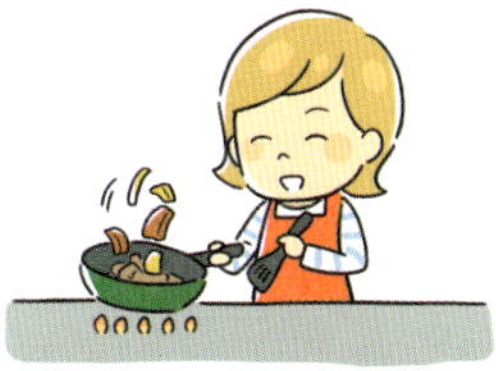

栄養バランス満点のやさしい味わい

ゴボウとさやえんどうの卵とじ

15分

材　料（4人分）

- ゴボウ…100g
- さやえんどう…50g
- タマネギ…1/2 個
- 卵…1個
- A
  - だし汁…200㎖
  - 酒・しょうゆ…各大さじ1

作り方

1 ゴボウはささがきにして水にさらし、水切りします。さやえんどうはヘタと筋を取り、タマネギは薄切りにします。

2 鍋にAとゴボウ、さやえんどう、タマネギを入れ、煮立ったらアクを除き、3～4分煮ます。

3 割りほぐした卵を流し入れ、フタをしてから火を止めます。

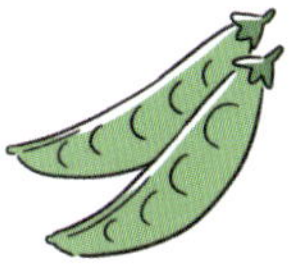

さやえんどうは
ビタミンCと食物繊維
たっぷり

腸内環境アップ

食物繊維と発酵食品で腸内を整える

腸は、食べものの消化・吸収、老廃物の排出を担う臓器ですが、実は免疫システムにも大きく関わっています。腸には外敵から身を守る免疫細胞や抗体が集中しており、体全体の60％以上を占めます。食物繊維や乳酸菌などのプロバイオティクスを十分に摂り、腸内環境を整えることで下痢・便秘の改善だけでなく、免疫力も高まります。

きのこ類

きのこに含まれる食物繊維の一種β-グルカンという成分は、免疫力を高める働きがあるといわれています。ビタミンも豊富でカロリーも低いので、積極的に料理に使いましょう。

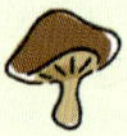

酢

酢に含まれるグルコン酸には、腸内の善玉菌を増やし、腸内環境を整える効果があります。また、酢によって胃腸を刺激して、ぜん動運動を活発にさせる働きもあります。

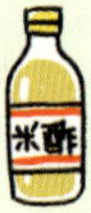

腸内環境を整える要素

2種類の食物繊維

腸内環境を整える食物繊維は、不溶性と水溶性の2種類があります。水溶性はきのこの他にオクラや海藻などに含まれます。さつまいもやカボチャなどは不溶性が多く含まれます。どちらもバランスよく摂ることが大切です。

プロバイオティクス

プロバイオティクスとは、乳酸菌やビフィズス菌などといった腸内環境を整える働きを持つ微生物や、それらを含む食品のことです。ヨーグルト、みそ、納豆などがあります。アレルギーの改善や免疫力アップに欠かせません。

ブリに含まれるEPAで血液をサラサラに

ブリとマイタケのホイル焼き

25分

材料（2人分）
ブリの切り身…2切れ
ねぎ…1本
マイタケ…100g
しょうゆ…大さじ1
A［酒…小さじ2
　 塩…少々

作り方

1 ブリにAをふって5分ほどおき、下味をつけます。ねぎは斜め切り、マイタケは小房に分けます。

2 水気を切ったブリ、ねぎ、マイタケとしょうゆをボウルに入れ、混ぜます。

3 アルミホイルに**2**を2等分にして包み、トースターで15分焼きます。

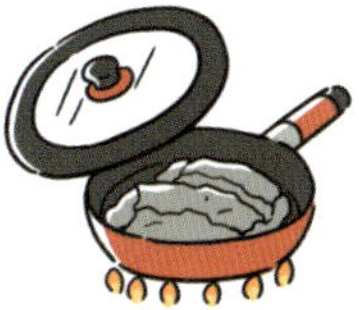
フライパンに2cmくらい
水を入れてフタをして
蒸し焼きにしても！

常備菜にぴったり

いろいろきのこのマリネ

10分

材料（4人分）
きのこ（しめじ、しいたけ、マイタケなど）…200g
オリーブオイル…大さじ2
ニンニク…1片
ワインビネガー…大さじ1/2
塩・こしょう…適量

作り方

1 きのこを食べやすい大きさに切るか、小房に分けます。ニンニクはみじん切りにします。

2 フライパンにオリーブオイル大さじ1を熱し、**1**を炒めます。しんなりしたら、塩·こしょうで味をととのえます。

3 ボウルに移し、ワインビネガーとオリーブオイル大さじ1を加えて混ぜ、粗熱が取れたら冷蔵庫で冷やします。

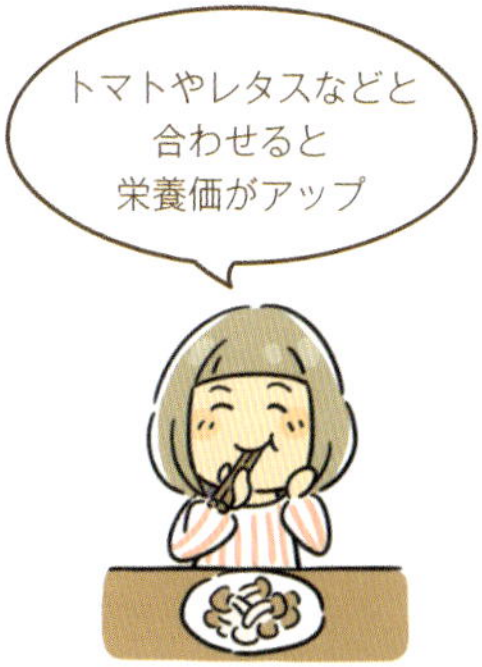
トマトやレタスなどと
合わせると
栄養価がアップ

免疫力アップ

免疫細胞に働く
フィトケミカルを摂る

免疫力の低下は、感染症やがんなどの病気を発症するリスクが増えます。また、血行が悪くなることで新陳代謝が低下し、シミやシワなど美容の面にも悪影響が現れることがあります。腸内環境を整えることにプラスして、免疫細胞を活性化させる成分「フィトケミカル」を含む食物を摂り、体内の免疫力を高めましょう。

バナナ

バナナの香りの成分であるオイゲノールは、免疫細胞を増やす、活発にするなどの作用があります。香りの強いものの方がたくさん含んでいるので、なるべく熟しているものを食べるようにしましょう。

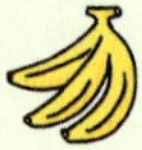

大根

大根に含まれるイソチオシアネートも免疫細胞の活性化に効果があります。大根の辛みの成分で、下部に多くあります。食べる直前に、繊維を断ち切るようにおろすことでより多くの成分を摂取できます。

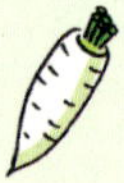

キャベツ

イソチオシアネートは、がん細胞を抑え込む作用があるともいわれています。熱にも強い成分なので、キャベツの場合はサラダだけでなくスープや煮物など、幅広く料理に取り入れて摂取しましょう。

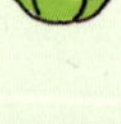

フィトケミカルって?

ブルーベリーに含まれるアントシアニンや、トマトに含まれるリコピンなど、体の酸化を防ぎ、免疫力を高める成分のこと。積極的に摂ることで、様々な老化防止の効果があることがわかっています（→P26）。

疲労回復＆免疫力アップ！

大根とツナのポタージュ

15分

材料（2人分）
大根…200g
大根の葉…適量
ツナ水煮缶…1/2 缶
タマネギ…1/4 個
水…300mℓ
コンソメの素…小さじ 1
牛乳…100mℓ
塩・こしょう…少々

作り方
1 大根はすりおろし、水気を切ります。タマネギはみじん切り、大根の葉は5mm幅に切ります。
2 鍋に油を熱し、タマネギに軽く火が通るまで炒めます。大根おろしとツナ、水とコンソメの素を加えます。
3 沸騰したら中火で５分煮ます。牛乳と大根の葉を加えてひと煮たちし、塩・こしょうで味をととのえます。

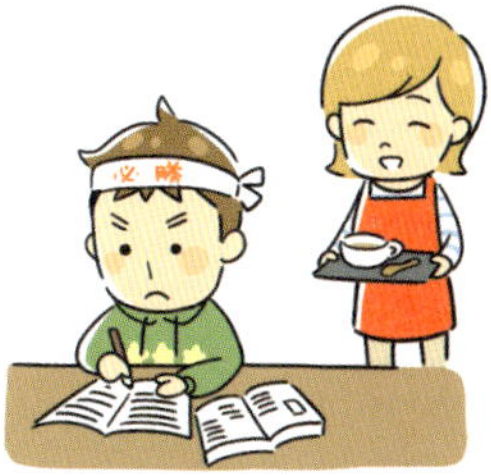

さっぱりしていて、夜食にも

朝から元気になり、免疫力を高める！

バナナとりんごのヨーグルトがけ

3分

材料（2人分）
バナナ…1 本
りんご…1/4 個
プレーンヨーグルト…100mℓ

作り方
1 バナナとりんごは皮をむき、ひと口大に切ります。
2 1 にヨーグルトをかけます。

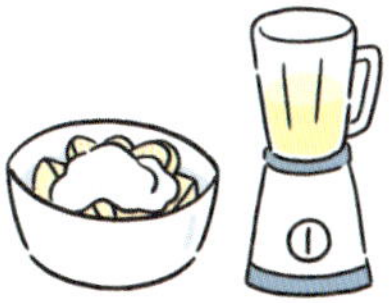

スムージーにアレンジしてもOK

食べ合わせ
バナナ＋ヨーグルト
免疫を活性化させるバナナに、腸内環境を整えて免疫力を高めるヨーグルトを合わせます。

がん予防

野菜・果物の力で体の酸化を防ぐ

がんは、今や日本人の2人に1人がなるといわれています。欧米などにおける栄養疫学研究では、野菜や果物に含まれるフィトケミカルの一種が、酸化ストレスを減らす効果があり、がんなどの生活習慣病の予防に重要であるとされています。体の酸化を防ぐ野菜や果物を積極的に摂取しましょう。

ブロッコリースプラウト

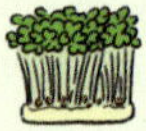

ブロッコリーの新芽（ブロッコリースプラウト）に含まれる成分のスルフォラファンには、解毒作用・抗酸化作用・抗炎症作用などの他に発がん物質を分解する効果もあるとされています。

みかん

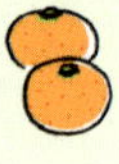

みかんに多く含まれるフィトケミカルの一種・β-クリプトキサンチンは、必要に応じて体内でビタミンAに変換されますが、それ以外にがんの発生や増殖を抑制する作用があるといわれています。

ニンニク

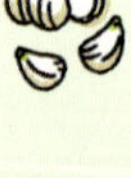

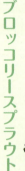

ニンニクに含まれるジアリルトリスルフィドに、がん抑制効果があることがわかっています。油で加熱する調理法で効果的に摂れます。食べ過ぎると腸の細菌バランスを崩し、腹痛や下痢になることも。

ナッツ

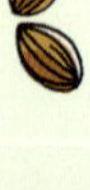

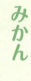

クルミやアーモンドなどのナッツ（木の実）類は、血液中の悪玉コレステロールを減らし、がんリスクを下げるといわれる不飽和脂肪酸を多く含みます。ピーナッツは、実は豆類なのでナッツ類に含まれません。

いつでも食べたいヘルシーサラダ

ブロッコリースプラウトとナッツのサラダ

10分

材　料（2人分）

ブロッコリースプラウト…50g
ミニトマト…6個
ナッツ…20g
みかん…1個
オリーブオイル…小さじ2
塩・こしょう…適量

作り方

1 みかんは薄皮をむき、軽くほぐします。ナッツはポリ袋に入れ、すり棒などで叩いてくだきます。

2 ボウルに 1 とブロッコリースプラウト、ミニトマトとオリーブオイルを入れて混ぜます。塩・こしょうで味をととのえます。

ごま油に変えて、
すりおろしニンニクを
入れたら中華風にも！

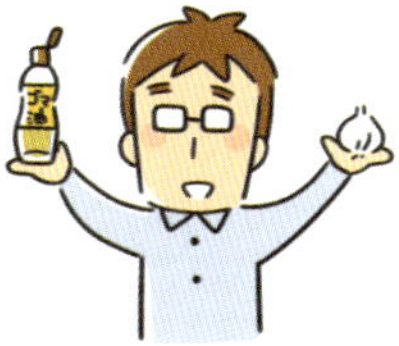

ニンニクの香りで食欲アップ＆がん予防

ブロッコリーときのこのアヒージョ風炒め

10分

材　料（2人分）

ブロッコリー…1/2株
マッシュルーム…4～6個
オリーブオイル…大さじ4
ニンニク…1.5片
塩…適量

作り方

1 マッシュルームは半分に切り、ブロッコリーは小房に分けます。

2 フライパンに油と、みじん切りにしたニンニクを入れ、弱火で熱します。

3 ニンニクの香りが立ってきたらマッシュルームとブロッコリーを入れ、具材に火が通ったら塩で味をととのえます。

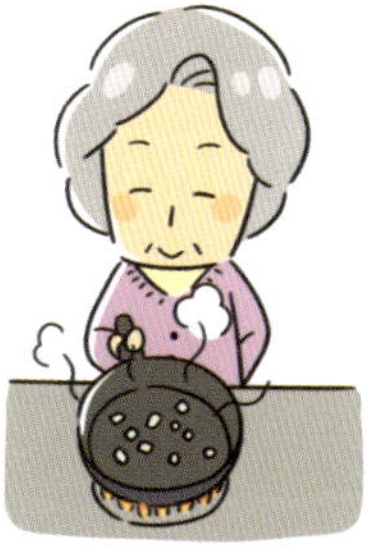

ニンニクは弱火でじっくり
熱すると、成分が出てきます

ケトン式ダイエット

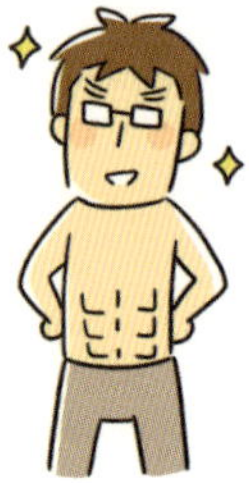

効率よく脂肪を燃やすダイエットとして、今注目されているケトン式ダイエット。糖質制限をすることで、体内のブドウ糖が不足し、体内に蓄積された余分な脂質が、ケトン体となって消費されます。

正しい糖質制限４つのルール

❶ 糖質を制限（１食20ｇ以下）

❷ たんぱく質をしっかり摂る（１食約100ｇ／豆腐１丁、ステーキ１枚）

❸ 食物繊維・ミネラルをたっぷり摂る（１食100ｇ／たんぱく質と同量）

❹ オメガ３系脂肪酸を小さじ１以上／１日

食べたいもの

毎日摂るのが理想です。

□ 肉類
□ 卵
□ 大豆加工品
□ 野菜
□ きのこ
□ 魚介類
□ 低糖の果物
□ ナッツ類
□ オメガ３系脂肪酸を多く含むもの（亜麻仁油など）
□ ココナッツオイル

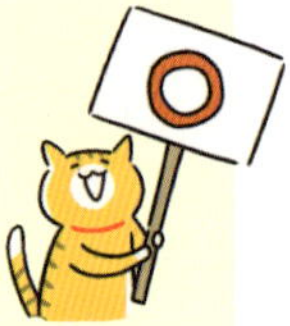

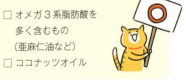

避けたいもの

基本的に食べるのを我慢しましょう。

□ ごはん（白米）
□ パン
□ めん類
□ 甘いお酒
□ 砂糖で味付けられた甘く感じるもの
□ 甘いお菓子
□ 甘い飲料物

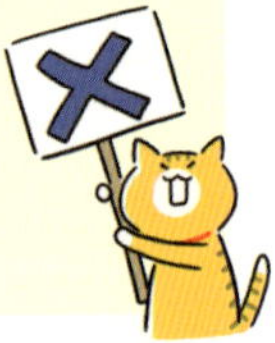

第3章

ボケない食材とレシピ

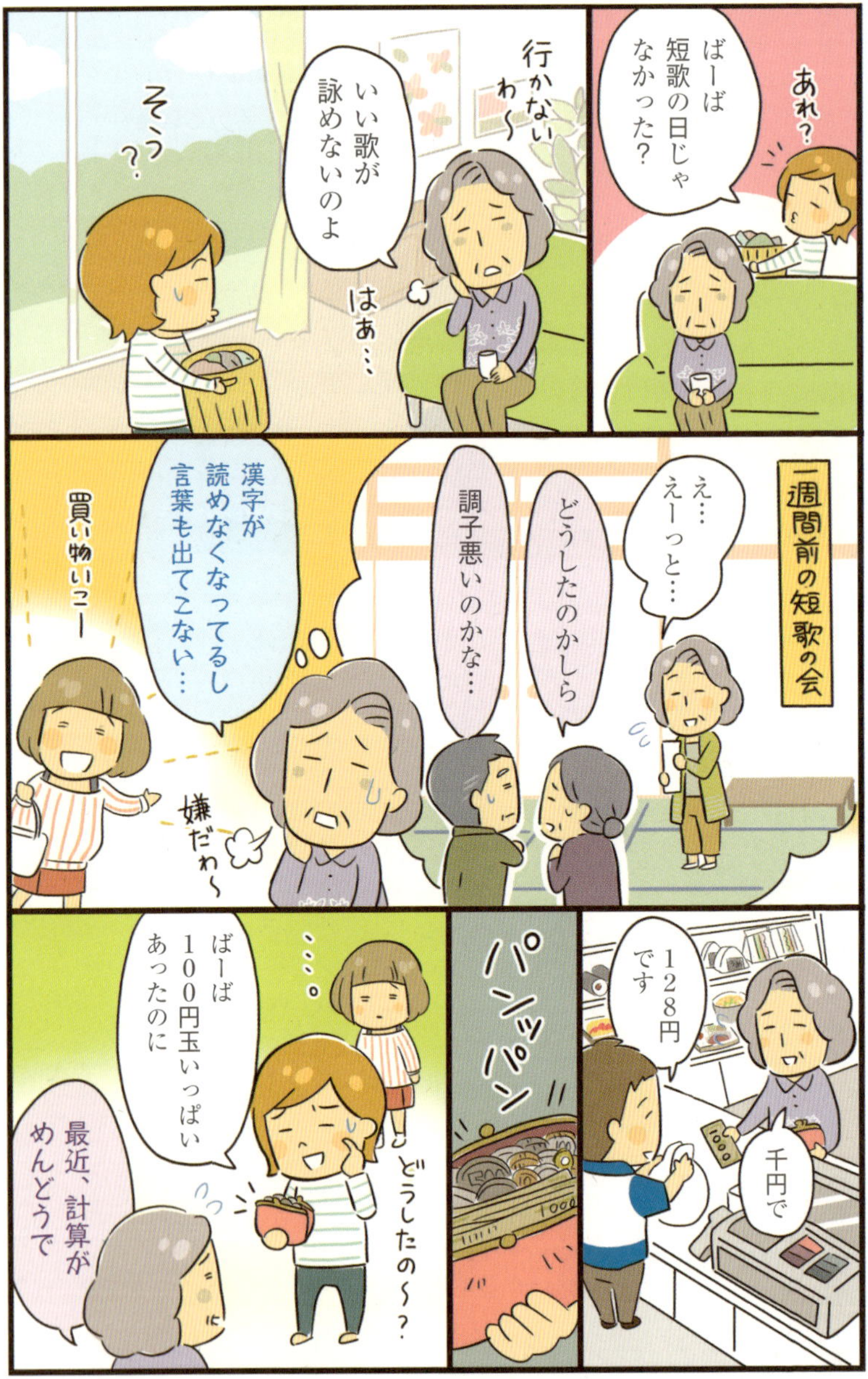
あれ？
ばーば短歌の日じゃなかった？
行かないわ〜
いい歌が詠めないのよ
はぁ…
そう？
一週間前の短歌の会
え…えーっと…
どうしたのかしら
調子悪いのかな…
漢字が読めなくなってるし言葉も出てこない…
嫌だわ〜
買い物いこーー
128円です
千円で
パンッパン
…。
ばーば100円玉いっぱいあったのに
どうしたの〜？
最近、計算がめんどうで

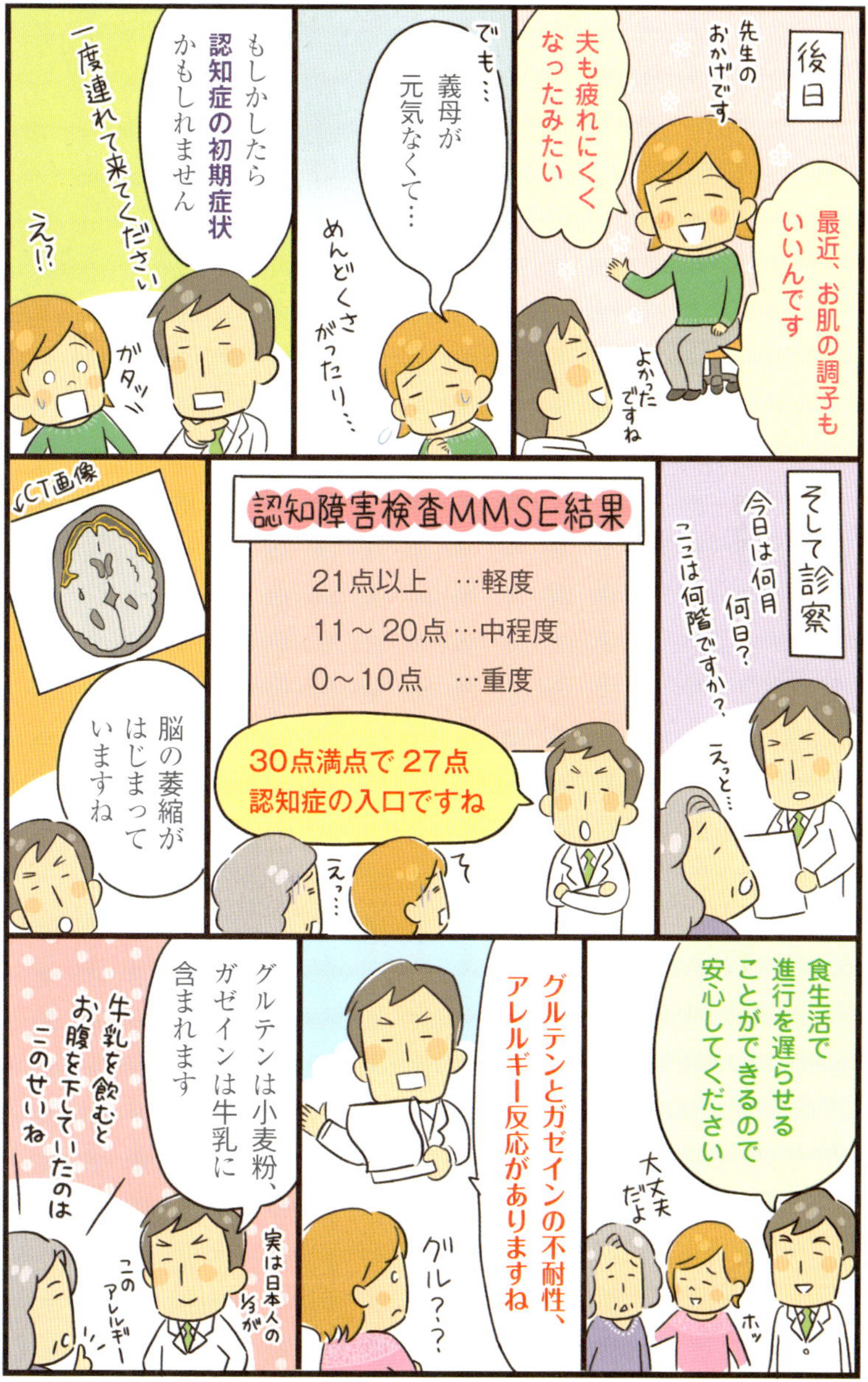
後日
先生のおかげです
最近、お肌の調子もいいんです
夫も疲れにくくなったみたい
よかったですね
でも…義母が元気なくて…
めんどくさがったり…
もしかしたら認知症の初期症状かもしれません
一度連れて来てください
え!?
ガタッ
そして診察
今日は何月何日?
ここは何階ですか?
えっと…
認知障害検査MMSE結果
21点以上 …軽度
11～20点…中程度
0～10点 …重度
30点満点で27点
認知症の入口ですね
えっ…
CT画像
脳の萎縮がはじまっていますね
食生活で進行を遅らせることができるので安心してください
大丈夫だよ
ホッ
グルテンとカゼインの不耐性、アレルギー反応がありますね
グル??
グルテンは小麦粉、カゼインは牛乳に含まれます
実は日本人の1/3がこのアレルギー
牛乳を飲むとお腹を下していたのはこのせいね

3章 ボケない

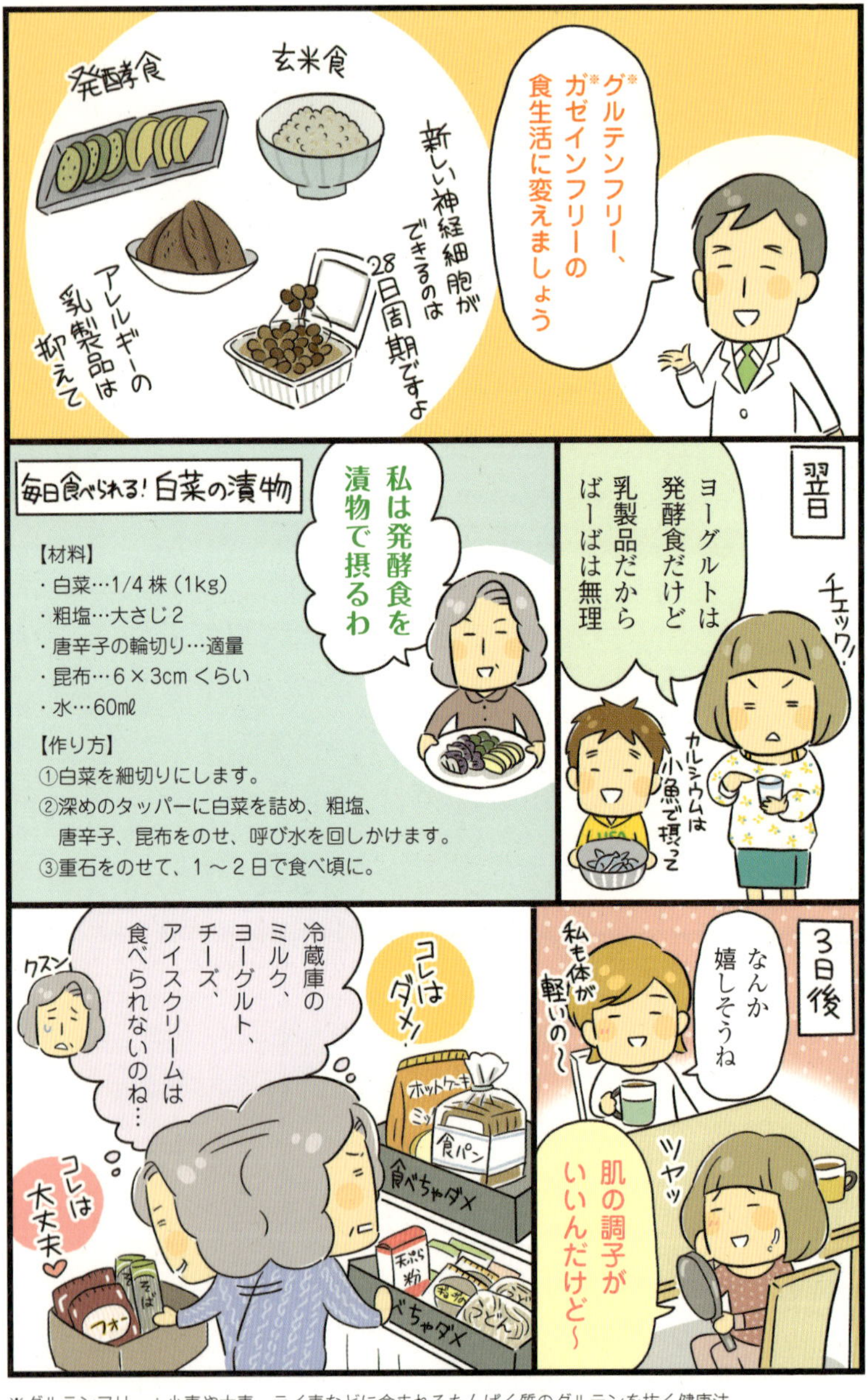
グルテンフリー※、ガゼインフリー※の食生活に変えましょう
新しい神経細胞ができるのは28日周期ですよ
玄米食
発酵食
アレルギーの乳製品は抑えて
翌日
ヨーグルトは発酵食だけど乳製品だからばーばは無理
チェックッ!
カルシウムは小魚で摂って
私は発酵食を漬物で摂るわ
毎日食べられる! 白菜の漬物
【材料】
・白菜…1/4 株（1kg）
・粗塩…大さじ 2
・唐辛子の輪切り…適量
・昆布…6 × 3cm くらい
・水…60㎖
【作り方】
①白菜を細切りにします。
②深めのタッパーに白菜を詰め、粗塩、唐辛子、昆布をのせ、呼び水を回しかけます。
③重石をのせて、1 ～ 2 日で食べ頃に。
3日後
なんか嬉しそうね
私も体が軽いの〜
肌の調子がいいんだけど〜
ツヤッ
冷蔵庫のミルク、ヨーグルト、チーズ、アイスクリームは食べられないのね…
コレはダメ!
クスン
ホットケーキミッ
食パン
食べちゃダメ
天ぷら粉
べちゃダメ
うどん
そば
フォー
コレは大丈夫

※グルテンフリー：小麦や大麦、ライ麦などに含まれるたんぱく質のグルテンを抜く健康法
※ガゼインフリー：牛乳に含まれるたんぱく質のガゼインを抜く健康法

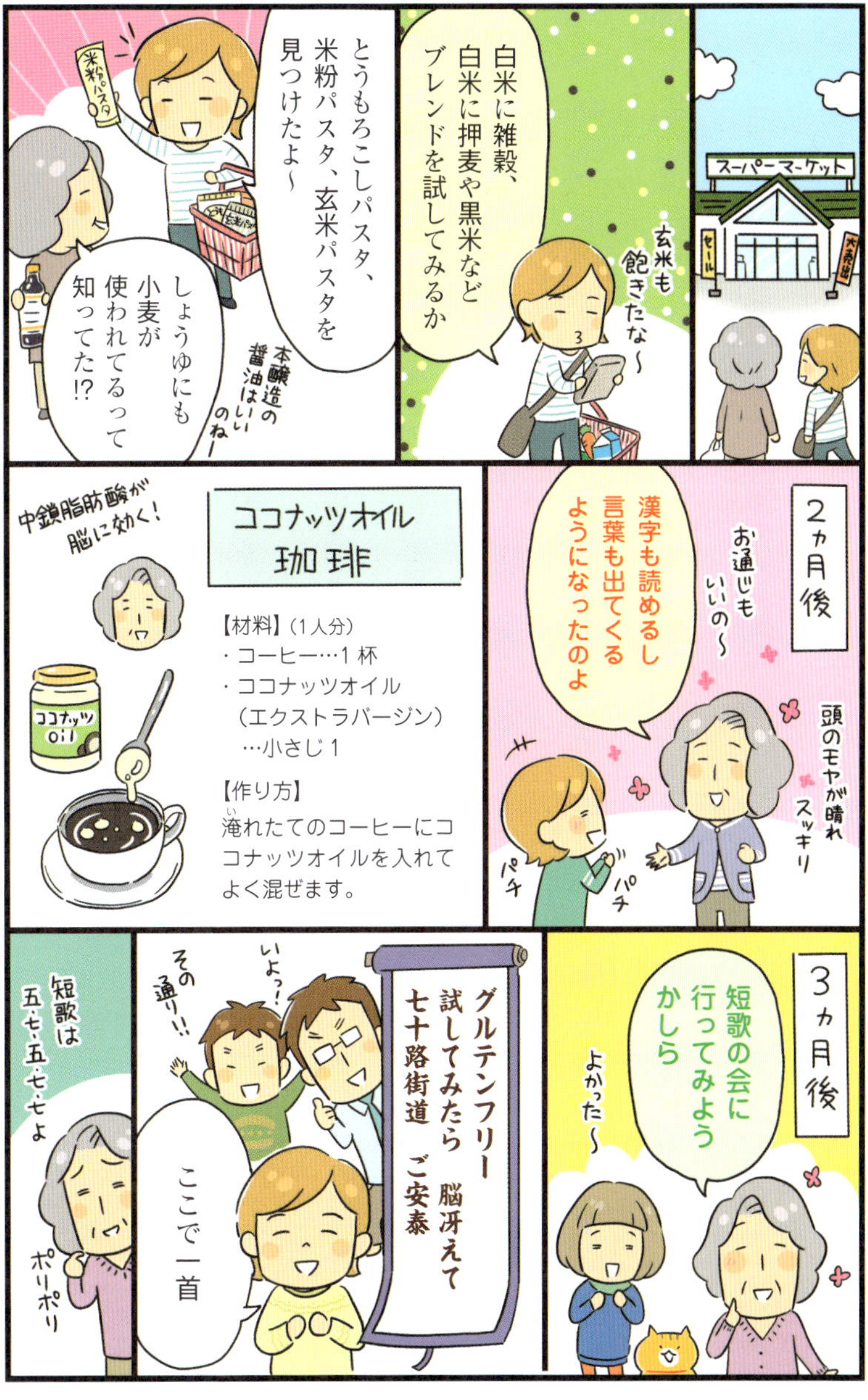
スーパーマーケット
セール
大売出
玄米も飽きたな～
白米に雑穀、白米に押麦や黒米などブレンドを試してみるか
とうもろこしパスタ、米粉パスタ、玄米パスタを見つけたよ～
米粉パスタ
しょうゆにも小麦が使われてるって知ってた!?
本醸造の醤油はいいのね～
2ヵ月後
お通じもいいの～
漢字も読めるし言葉も出てくるようになったのよ
頭のモヤが晴れスッキリ
パチ
パチ
ココナッツオイル珈琲
中鎖脂肪酸が脳に効く!
ココナッツoil
【材料】（1人分）
・コーヒー…1杯
・ココナッツオイル（エクストラバージン）…小さじ1
【作り方】
淹《い》れたてのコーヒーにココナッツオイルを入れてよく混ぜます。
3ヵ月後
短歌の会に行ってみようかしら
よかった～
グルテンフリー試してみたら脳冴えて七十路街道ご安泰
いよっ!
その通り!!
ここで一首
短歌は五・七・五・七・七よ
ポリポリ

記憶力アップ

ＤＨＡやＥＰＡで脳を活性化させる

脳の血流や神経細胞の働きが悪くなると、記憶力が衰えます。対策は、ＤＨＡ、ＥＰＡ、オレイン酸などの不飽和脂肪酸とビタミンＢを摂ることです。神経伝達物質を作るレシチンも記憶力アップに役立ちます。これらの栄養を含む食事に加え、軽い運動や良質な睡眠を心がけましょう。クイズやパズルなどの脳トレも効果的です。

イワシ

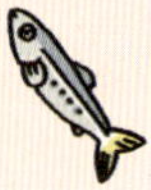

脳を活性化させるＤＨＡと中性脂肪を減らすＥＰＡが豊富で、生活習慣病予防も期待できます。カルシウム、細胞の再生を促すビタミンB_2を含み、缶詰も人気。栄養を逃さず摂れる刺身、缶詰、煮るのがおすすめ。

アーモンド

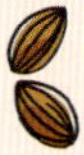

脳の働きをよくするオレイン酸を含みます。活性酸素から体を守るビタミンE、食物繊維、ミネラルなどが豊富で、アンチエイジングやダイエット、生活習慣病の予防に役立ちます。摂取量の目安は1日20粒前後。

大豆食品

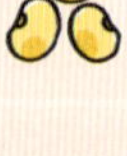

大豆にはアセチルコリンという神経伝達物質の材料となるレシチンが豊富。自律神経の調子を整え、不眠やイライラをやわらげます。特に納豆や豆腐なら、血液や筋肉を作るたんぱく質をほぼ丸ごと体に吸収できます。

レバー

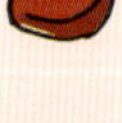

ビタミンB_2が神経伝達物質のセロトニンの生成を助け、ビタミンB_{12}が脳に酸素を運ぶ働きをします。鉄分などのミネラルが豊富で貧血予防の代表食材ですが、食べ過ぎるとめまいや皮膚に悪影響を起こすことも。

脳を元気にするゴールデンコンビ！

イワシのサックサクアーモンド焼き

35分

材　料（2人分）

イワシ…小10尾
生パン粉（普通のパン粉）…1/2カップ
アーモンドスライス…20g
ミニトマト…3個
オリーブオイル…適量
A［レモン汁…少々
　 ガーリックパウダー…少々

作り方

1 イワシはうろこや骨、内臓を取り、開いておきます。

2 生パン粉とアーモンドスライスをオリーブオイルで炒め、Aを入れます。

3 オリーブオイルを塗った皿にイワシを皮を下にして並べます。2と半分に切ったミニトマトを乗せ、予熱したオーブンで約20分焼きます。

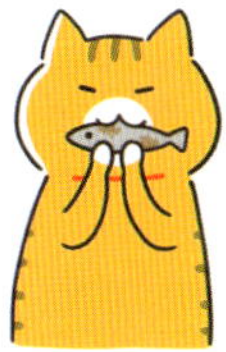
皮と身の間に
栄養たっぷりの
脂があるから
皮も食べるのニャ！

貧血改善にもGood！

鶏レバーと豆腐のショウガ煮

20分

材　料（2人分）

鶏レバー…140g程度
豆腐…2/3丁
ショウガ…1片
A［酒・みりん・しょうゆ…各30mℓ程度
　 ハチミツ…小さじ1

作り方

1 豆腐は水切りしてひと口大に切ります。

2 鶏レバーをひと口大に切り、熱湯にくぐらせ、冷水にさらします。

3 鍋にAと水約30mℓ（分量外）、豆腐を入れ、沸騰したら鶏レバー、ショウガの千切りを入れて強火で5分ほど煮こみます。

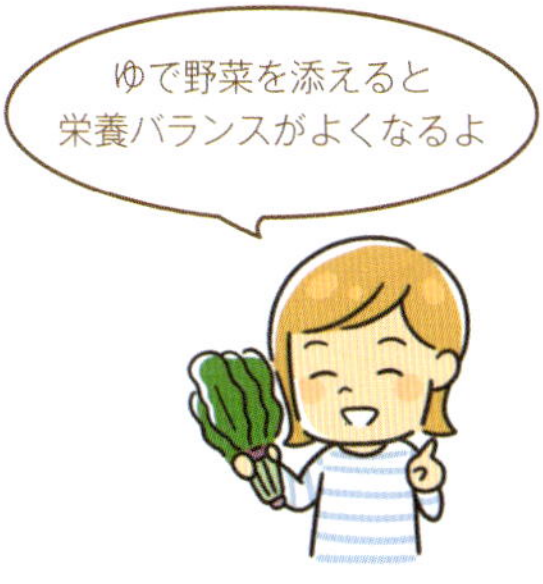
ゆで野菜を添えると
栄養バランスがよくなるよ

脳の老化を防ぐ

物忘れが増えたら
カルシウムを摂ろう

物忘れが増えたり、集中力が切れたり、新しいことに挑戦する意欲がなくなったりしたら、脳の老化のサインかも。脳細胞は一定の年齢になると減る一方といわれてきましたが、最近では年齢に関わらず一生増えるという研究結果もあります。脳を若く保つために、カルシウムやその吸収を高めるビタミンD、たんぱく質などを摂りましょう。

鮭

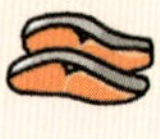

骨や体を作る他、脳の老化や高血圧・動脈硬化予防にも役立つカルシウムが豊富。たんぱく質やビタミンD、DHA・EPA、美肌に効果的な赤い色素のアスタキサンチンも含みます。皮も一緒に食べましょう。

チーズ

カルシウムやたんぱく質が多く、たんぱく質が分解される際のカゼインがカルシウムの吸収率を2～3倍に高めます。脳の活性化につながるビタミンB_{12}も豊富。添加物の少ないナチュラルチーズがおすすめ。

タラコ

脳神経の働きを助けるナイアシンやたんぱく質が豊富です。ナイアシンにはアルコールを分解する働きもあるので、二日酔い防止にも役立ちます。選ぶ時はふっくらしていて粒が大きく、皮が薄いものを。

脳を老けさせない食習慣

脳の老化を防ぐポイントは「血糖値を上げない」ことと「脳をサビさせない」こと。お菓子やジュース、パンなどの他、根菜類にも糖分があるので摂り過ぎは禁物。紫外線やストレスはサビの原因となるので避けましょう。

カルシウムがたっぷり摂れる！

鮭ときのこの簡単ホイル焼き

25分

材料（2人分）
- 鮭…２切れ
- 酒…小さじ１
- ナチュラルチーズ（スライス）…２枚
- きのこ類…40g
- ブロッコリー…40g
- レモン汁…少々

作り方
1. 鮭に酒をふりかけます。小分けにしたブロッコリーをゆでます。
2. アルミホイルに **1** とチーズ、きのこ類をのせ、左右をねじってしっかり閉じます。
3. オーブントースターで15分焼き、食べる前にレモン汁をかけます。

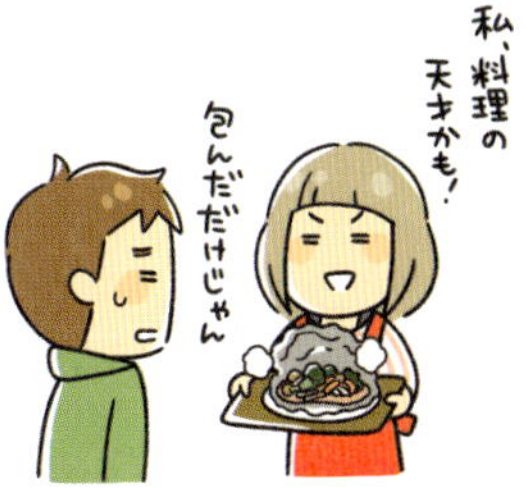

豆腐のレシチンも脳の老化防止に

タラコあんのせ豆腐

20分

材料（2人分）
- 豆腐…1/2 丁
- タラコ…1/2 腹
- ミツバ…少々
- だし汁…180㎖
- 片栗粉…大さじ 1/2
- A
  - 酒…大さじ 1.5
  - しょうゆ…小さじ 1/2
  - みりん…小さじ 1

作り方
1. 鍋でだし汁を煮立たせ、切った豆腐を入れ、再度煮立ったら弱火で２～３分煮て取り出します。
2. 同じ鍋にＡを入れ、煮立ったら弱火にしてタラコの中身を入れます。水で溶いた片栗粉を入れ、トロミがついたらあんの完成。
3. あんと刻みミツバを **1** にかけてできあがりです。

うどんやごはんにのせてもイケます！

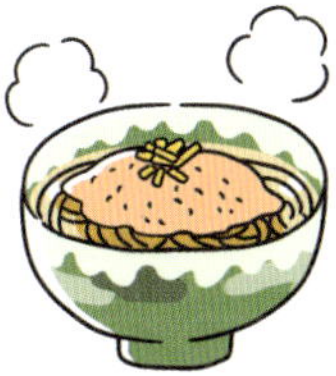

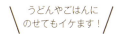

認知症を予防する

ビタミンCと良質な油で脳に栄養を

「認知症」は病名ではなく認知機能に障害が出て、日常生活に問題が起きている状態のこと。本人に「忘れた」という自覚がないのが単なる物忘れと違う点です。予防として栄養面で特に摂りたいのは、緑黄色野菜に多いビタミン類。また、ココナッツオイルなどに含まれる中鎖脂肪酸、青魚類の不飽和脂肪酸も効果的です。

芽キャベツ

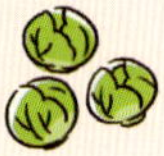

ビタミンA・C・E・K、葉酸、カリウム、ミネラル、亜鉛、鉄、食物繊維など抗酸化作用の高い栄養素がふつうのキャベツより多く、ビタミンCは約4倍、β-カロテンは約12倍！　苦味やアクがあるので加熱で。

アンチョビ

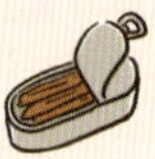

アンチョビは、カタクチイワシをおろして塩漬けにしてからオイル漬けにしたもの。塩分が強いので他の食材と一緒に使いましょう。DHA・EPA、ビタミンD、カルシウムなどが豊富です。

ココナッツオイル

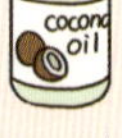

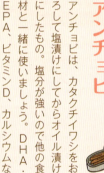

中鎖脂肪酸が豊富に含まれるココナッツオイルは、ブドウ糖が足りない状態でケトン体の材料となり、脳に栄養を送り脳細胞の破壊を食い止めます。また、心筋梗塞や脳梗塞の予防にも最適です。

中鎖脂肪酸とは

脂肪酸は油の元になるもので、鎖状につながった分子でできています。その鎖の長さが一般的な油の約半分なのが、ココナッツオイルなどに含まれる「中鎖脂肪酸」。体内ですばやく分解されるため、脂肪になりにくいとされています。

脳の栄養補給に最適なスペイン料理

芽キャベツとアンチョビのアヒージョ

15分

材 料（2人分）
芽キャベツ…4個
オリーブオイル…50㎖
ニンニク…1/2粒
赤唐辛子…1/2本
アンチョビ…2枚
塩・コショウ…少々

作り方
1 芽キャベツは半分に切り、ニンニクは薄切り、赤唐辛子は輪切りにします。
2 鍋にオリーブオイル、ニンニク、赤唐辛子、アンチョビを入れて火にかけ、最後に芽キャベツを入れて軽く加熱します。
3 塩・コショウで味をととのえて完成です。

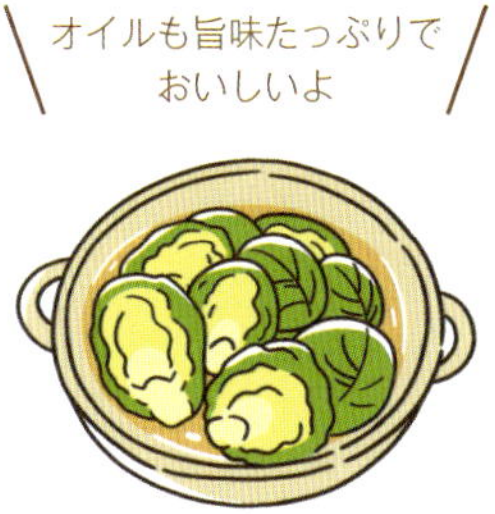
オイルも旨味たっぷりで
おいしいよ

温かい甘酒とココナッツオイルは相性ぴったり

ココナッツ風味の甘酒

5分

材 料（1人分）
市販の甘酒…200㎖
ココナッツオイル…大さじ3～4

作り方
1 鍋に甘酒を入れて温めます。
2 ココナッツオイルを入れて混ぜ、溶けたらできあがり。

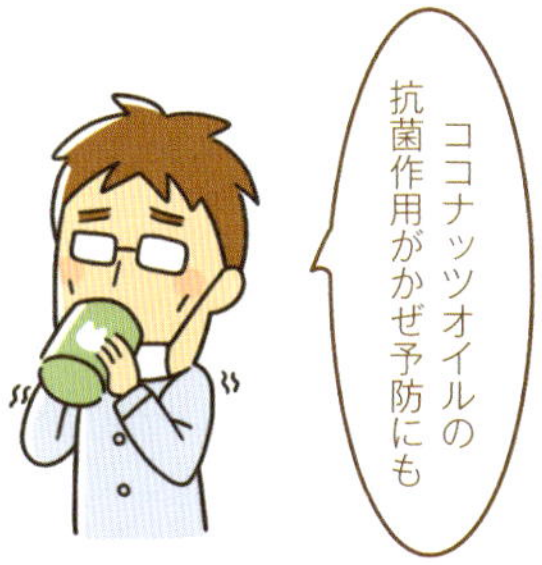
ココナッツオイルの
抗菌作用がかぜ予防にも

脳機能の低下を抑制する

抗酸化食材で脳をサビつかせない

脳が活動する際は多くのエネルギーや酸素を使うとともに、活性酸素が発生しやすくなります。この活性酸素が脳にたまると、脳細胞や血管がサビつき、脳の働きを悪くしてしまいます。予防するには、抗酸化作用のある緑黄色野菜やごまなどを摂ることが必要。特にブロッコリーは栄養価が高く、積極的に摂りたい食材です。

ブロッコリー

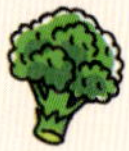

200種以上のフィトケミカル、レモンより多いビタミンCやβ-カロテンなど、抗酸化作用のある栄養素がたっぷり。がん予防やアンチエイジングに効果的。栄養が逃げないよう加熱は最低限に。

ごま

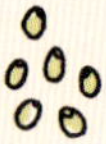

若返り栄養素といわれるビタミンEやセサミンなどが高い抗酸化力を発揮。コレステロールを抑え、動脈硬化・高血圧予防、肝機能向上に有効です。摂る目安は1日大さじ1～2。消化吸収がよくなります。

脳を健康に保つ暮らし方

①新しい店に入る、通勤経路を変えるなど、普段と違うことをして脳細胞のつながりを増やす。
②のんびりしたりリラックスできる時間を作り、ストレスをためないようにする。
③良質な睡眠を8時間程度とり、脳をリフレッシュさせる。
④第二の脳といわれる腸の環境を整える。
⑤食べ過ぎは認知力や記憶力低下につながるという説も。腹八分目を心がける。

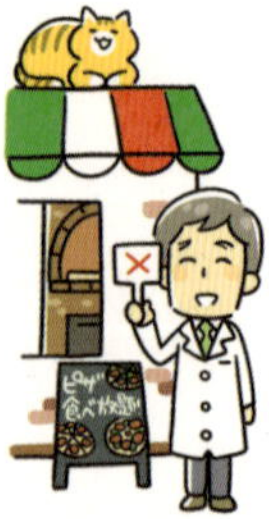

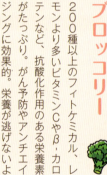

最強のアンチエイジング食材コンビ

ブロッコリーのごま和え

10分

材　料（2人分）
ブロッコリー…1株
すりごま…大さじ1
しょうゆ…大さじ1/2
ハチミツ…小さじ1/2

作り方
1 ブロッコリーは小房に分け、ラップをかけて電子レンジ（600w）で加熱します。
2 すりごま、しょうゆ、ハチミツを混ぜます。
3 **2**にブロッコリーを入れて軽く和えます。

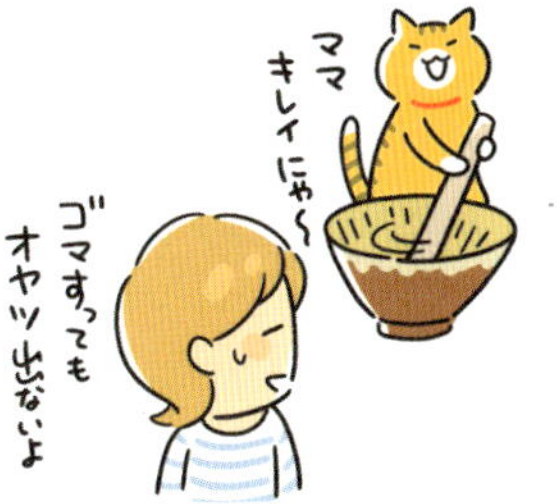
ママ
キレイにゃ〜
ゴマすっても
オヤツ出ないよ

食べ合わせ
ブロッコリー＋ごま
ダブルの抗酸化作用で脳機能の低下を強力に抑えます。

アスタキサンチンの抗酸化力が脳をサビからガード

ブロッコリーとカニのポタージュ

25分

材　料（1人分）
ブロッコリー…1/2株
カニ缶…小1個
ショウガ…1片
豆乳…200㎖
鶏ガラスープの素…小さじ1
塩・こしょう…少々

作り方
1 ブロッコリーは小房に分け、ラップをかけて電子レンジで加熱します。
2 豆乳を電子レンジで人肌に温めます。
3 ミキサーに**1**・**2**とショウガ、カニ缶汁ごと、鶏ガラスープの素を入れてよく混ぜ、塩、コショウで味をととのえます。

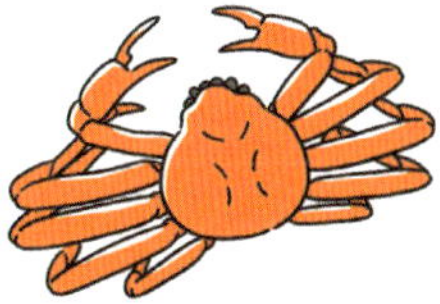

赤い色素の
アスタキサンチンには
強力な抗酸化作用が

認知症予防に効く魚と注意する魚

魚には脳の健康に良い脂質（オメガ3系脂肪酸）が豊富に含まれています。これらは、血管に良い健康効果をもたらすため、魚を取り入れた食生活をすることは認知症予防にもつながります。

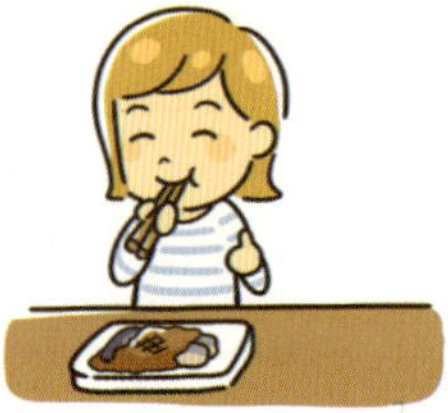

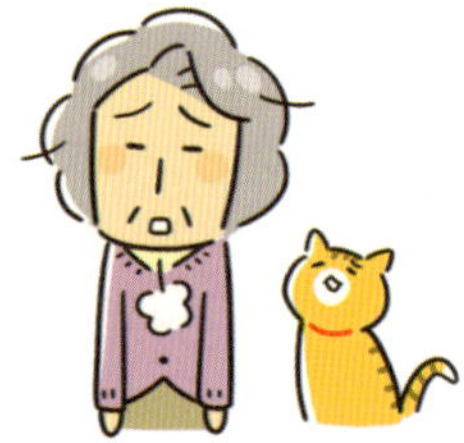

魚の摂り過ぎに注意

魚食が多い人は水銀の摂り過ぎにつながります。これが腸管のバリア機能を下げて免疫低下や炎症を引き起こし、疲れやすいなどの症状が出ることがあります。

養殖魚に注意

餌に使われる添加物などの問題があるため、養殖魚よりも天然物をおすすめします。

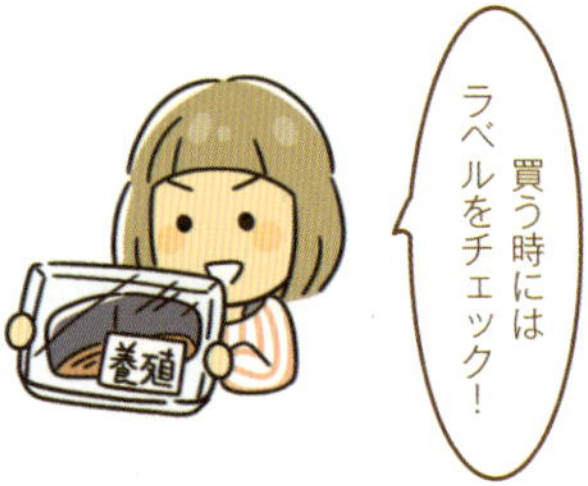

水銀のデトックス対策としては、ブラジルナッツが効果的。セレンの含有量が多くて、1日1粒でも十分な効果があるので、継続して摂りましょう。

摂取してもよい魚

マグロなど大型の魚はメチル水銀濃度が高いため、控えるようにしつつ、小さな青魚を食べるようにしましょう。

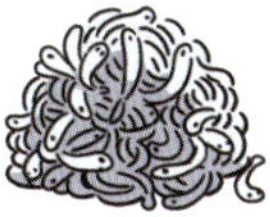

ちりめんじゃこ

イワシの稚魚で、牛乳の４倍あるカルシウムや、記憶力向上に役立つ不飽和脂肪酸・DHAも豊富。

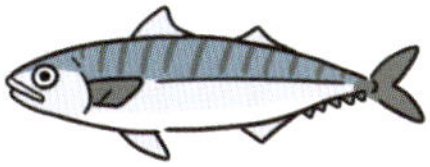

サバ

抗酸化作用があるセレンによる、がん予防やアンチエイジングの期待度アップ。

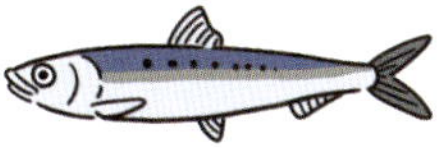

イワシ

イワシのカリウムは吸収率が高く、骨粗しょう症予防になります。

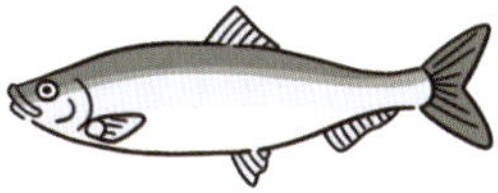

ニシン

３大栄養素の代謝を促すビタミンB群を豊富に含んでいます。

鮭

細胞の酸化を抑制するアスタキサンチンが、動脈硬化やがんを予防します。

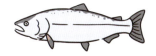

アルツハイマー病のリスクを抑える食材

1日1杯の生ジュースで脳をずっと健康に

「アルツハイマー病」は認知症の原因として最も多い病気。脳にアミロイドβというたんぱく質がたまり、脳の神経細胞が減る、脳全体が縮むなどの症状が現れます。野菜や果物のポリフェノールには大きな予防効果があるので、毎日1杯の生ジュースを飲むといいでしょう。また、亜鉛不足は脳の老化を早めてしまうので注意を。

オレンジ

ポリフェノールの一種であるフラボノイドが活性酸素を抑えこみ、血管を若々しく保ちます。高血圧・動脈硬化、糖尿病や脳卒中の予防、がん抑制、ストレス緩和、免疫力アップなどの効果があります。

ザクロ

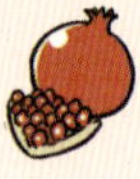

紫色の色素であるアントシアニンなどのポリフェノールを多く含み、抗酸化作用、デトックス作用、アンチエイジング作用などがあります。薬やサプリメントの効きを助長することがあるので注意しましょう。

カキ

カキに含まれる亜鉛が体にたまった鉛や水銀などの重金属の毒性を弱める他、アルツハイマー病の発症リスクを抑えてくれます。食品添加物は亜鉛の吸収を邪魔するので、避けましょう。

まずは生活習慣病の予防を

2型糖尿病や高血圧、脂質異常症、肥満症などの生活習慣病がアルツハイマー病の引き金になることがあります。特に糖尿病の人の発症リスクは健常な人の2～4倍。日ごろから食生活やライフスタイルに気をつけましょう。

見た目もきれいで抗酸化力バツグン

オレンジとザクロの華やかサラダ

10分

材　料（2人分）
オレンジ…2個
ザクロの実…1/2 カップ
ハチミツ…大さじ 1/2
シナモンパウダー…少々

作り方

1 オレンジは皮をむいて8mm 程度の厚さにスライスします。

2 切ったオレンジを皿に並べて取り出したザクロの実をトッピングします。

3 シナモンパウダーを混ぜたハチミツをかけてできあがりです。

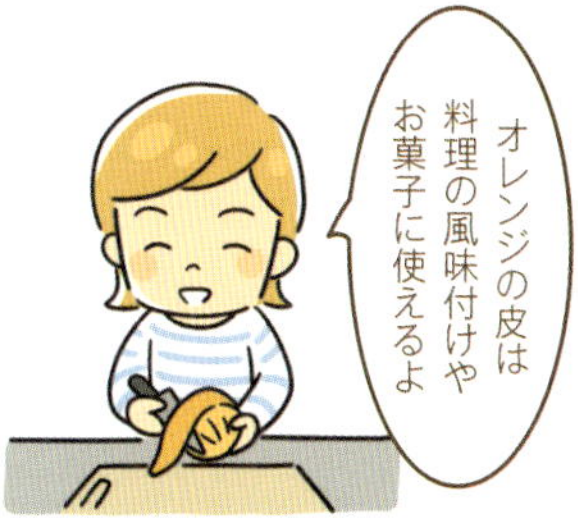
オレンジの皮は
料理の風味付けや
お菓子に使えるよ

美肌＆疲労回復効果も期待できる

バナナとザクロのヨーグルトスムージー

10分

材　料（1人分）
バナナ…1本
ザクロの実…1/2 カップ
豆乳（または牛乳）…適量
プレーンヨーグルト…大さじ2

作り方

1 ひと口大に切ったバナナ、取り出したザクロの実、豆乳、ヨーグルトをミキサーに入れて、よく混ぜます。

2 混ざったらカップなどに移し、お好みでハチミツをかけても OK。

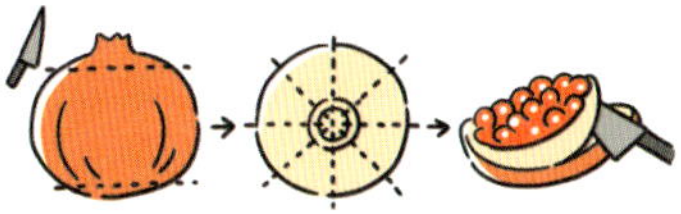

ザクロのむき方

①上下の部分を切る。
②上の部分に放射線状に浅く切れ目を入れる。
③切れ目にそって皮をそっとむく。

ビタミンとミネラルでかぜ予防にも

カキとレモンのシンプル鍋

20分

材　料（2人分）

カキ…100g
白菜…1/8 株
エノキ…1/2 束
しらたき…1/2 袋
レモン…適量
水…500㎖
めんつゆ…大さじ 1

作り方

1 白菜、エノキ、しらたきを食べやすい大きさに切り、レモンは皮ごと3mm 程度にスライスします。

2 鍋にめんつゆと水を入れ、沸騰したら白菜、エノキ、しらたきを入れ、中火で5分ほど煮ます。

3 下処理したカキを入れてフタをし、弱火で3分ほど加熱。火が通ったらレモンを乗せて完成。

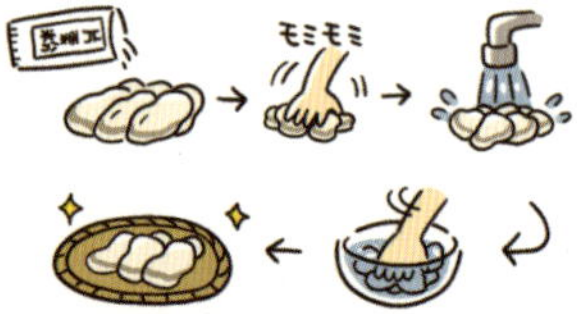

カキの下処理の方法

①片栗粉をまぶして軽くもむように水洗いする。
②冷水をかけてすすぎ洗いする。
③ザルに入れて水気をよく切る。

ニンニクがカキの亜鉛の働きをサポート

カキとニンニクのみそ炒め

25分

材　料（2人分）

カキ…150g
片栗粉…大さじ 1
ニンニク…1片
オリーブオイル…大さじ2

A
みそ…大さじ 1 強
みりん・酒・水…各大さじ2
ハチミツ…小さじ 1/2
白いりごま…適量

作り方

1 Aをよく混ぜておきます。

2 下処理したカキに片栗粉をまぶします。

3 フライパンにオリーブオイルを入れて刻んだニンニクとカキを炒め、Aを入れてさらに軽く炒めます。

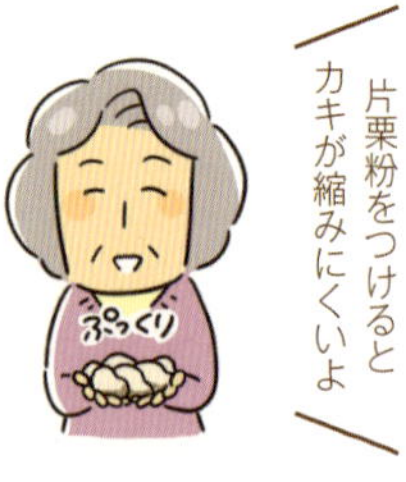
片栗粉をつけるとカキが縮みにくいよ
ぷっくり

アオサで免疫力アップ効果もプラス

カキのアオサ磯辺焼き

15分

材　料（2人分）
カキ…8個
オリーブオイル…大さじ1

A
- 小麦粉…大さじ1
- 片栗粉…大さじ1/2
- アオサ…小さじ1
- 塩…小さじ1/2

作り方
1. Aを全部よく混ぜます。
2. 下処理したカキにAをまぶします。
3. フライパンにオリーブオイルを入れ、カキを中火で焦がさないように焼いてできあがり。

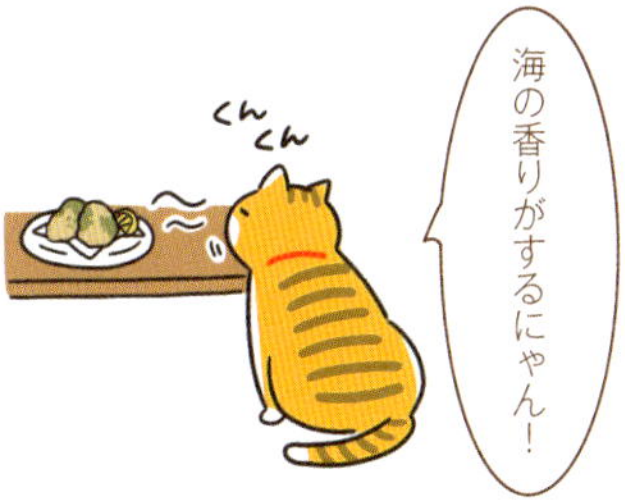
くんくん
海の香りがするにゃん！

ごはんにもカキの亜鉛がたっぷり！

お手軽カキ玄米ごはん

60分

材　料（4人分）
カキ（大きめ）…12個
玄米…2合
めんつゆ…150mℓ
水…450mℓ
青のり…適量

作り方
1. 玄米は洗って水切りしておきます。
2. 鍋にめんつゆと水を入れ、沸騰したら下処理したカキを入れ、アクを取りながら半煮えにします。
3. 冷ました2と玄米を入れて炊飯器で炊きます。お好みで青のりをふりかけて。

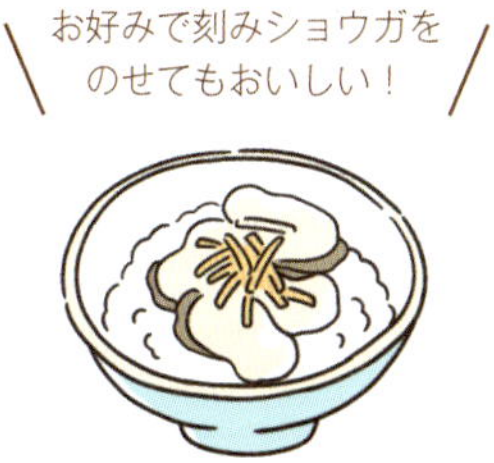
お好みで刻みショウガを
のせてもおいしい！

※水加減は炊飯器に玄米モードがあればそれに従いましょう。ない時は白米の1.5倍が目安です。

アルツハイマー病のリスクを抑える飲みもの

コーヒーは最強の長寿ドリンク

コーヒーは「最強の長寿ドリンク」といわれ、飲むほどにアルツハイマー病のリスクが下がります。飲む目安はブラックで1日5杯まで。また、緑茶や紅茶のカテキンには血管を健やかに保つ作用があるので、やはり1日5杯程度飲むのがよいでしょう。香りの良いハーブティーには、薬効だけでなくリラックス効果もあります。

コーヒー

ポリフェノールが豊富で、パーキンソン病や大腸がん、2型糖尿病などの発症リスクを下げる、胃液の分泌を促して食べものの消化を助けるなど様々な健康効果があります。夜遅く飲むと眠れなくなることも。

ウコン

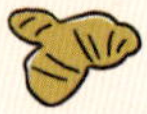

ウコンに含まれるポリフェノールの一種のクルクミンが、認知症の原因になるアミロイドβの脳内蓄積を減らし、老人斑を分解するため認知症予防に。カレーを頻繁に食べるインドでは認知症の発症率が低いそう。

紅茶

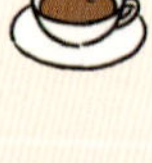

渋み成分のタンニンに含まれる「紅茶フラボノイド」には強力な抗酸化作用があり、脳のサビつきを防ぎます。ビタミンC、E、Aなどと一緒に摂るとより効果的なので、ミルクティーやレモンティーがおすすめ。

ハーブティー

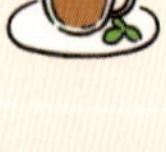

昔から「天然の薬」として世界中で飲まれてきたハーブティー。種類により、効能もそれぞれ。老化防止にはローズマリー、ルイボス、かぜにはレモングラス、ストレスにはラベンダーやカモミールなどを。

さわやかな香りで集中力アップ、疲労回復にも

ハチミツローズマリーティー

3分

材　料（1人分）
- 紅茶（ティーバッグ）…1個
- 湯…適量
- ローズマリー（生）…5cmほど
- ハチミツ…適量

作り方
1. カップにティーバッグとローズマリーを入れます。
2. 熱湯を注ぎ、ハチミツを加えます。

「若返りのハーブ」といわれ、記憶力アップに効果的

抗酸化作用＆肝臓をサポート

ウコン茶

5分（乾燥させる時間は除く）

材　料（1人分）
- ウコン…適量
- 湯…適量

作り方
1. ウコンを皮のままできるだけ薄くスライスします。
2. 冷蔵庫に入れるか天日干しにして乾燥させます。
3. カップに乾燥したウコンをひとつまみ入れ、熱湯を注ぎます。

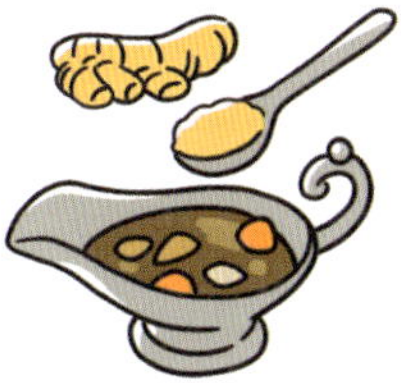

カレーでおなじみのウコン（ターメリック）。黄色の色素成分「クルクミン」には消化を助け、腸内環境を整える作用もあります。

アルツハイマー病のリスクを抑える油

「糖質制限＋油」で認知症を撃退！

「油は太る、体に悪い」と思われがちですが、不足すると細胞の老化を早め、アルツハイマー病の発症リスクを高めることにも。良質の油を適量摂って、細胞や血管を若々しく保つことが大切です。おすすめはオリーブオイルとココナッツオイル。糖質制限してココナッツオイルを摂れば、認知症を劇的に改善させる効果があります。

オリーブオイル

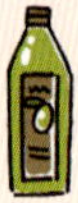

脳の炎症を抑える辛み成分・オレオカンタールや、免疫力アップが期待できる抗酸化成分が豊富。腸の動きを活性化させるので便秘解消の効果も。飲みものや調味料などにも入れて積極的に摂りましょう。

ココナッツオイル

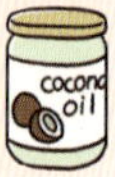

主成分の中鎖脂肪酸は体内で速やかに分解され、脳のエネルギー源になります。甘い香りでエスニック料理にぴったりですが、摂り過ぎると肥満や下痢につながることも。酸化しにくく常温で1年間保存できます。

えごま油

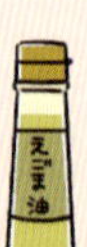

えごまの種を絞ったもので、シソ油とも呼ばれます。体に吸収されると一部がＥＰＡ、ＤＨＡになり、認知症や生活習慣病予防、アレルギー症状緩和などに効果的。熱に弱いので、そのまま食べるのがベストです。

亜麻仁油

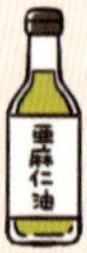

亜麻という植物の種からとった油でフラックスシードオイルとも呼ばれます。健康効果はえごま油とほぼ同じ。熱に弱いので加熱調理には不向きです。酸化しやすいため、冷蔵庫で保存し、早めに使い切りましょう。

3章 ボケない

野菜の栄養と旨味を逃さず摂れる

彩り野菜のココナッツオイル蒸し

20分

材料（2人分）
じゃがいも…2/3 個
タマネギ…1/4 個
ニンジン…1/4 本
ブロッコリー…30g
オリーブオイル…小さじ2
塩…少々
黒コショウ…適量
ニンニク…適量

作り方
1 具材を適当な大きさに切ります。
2 フライパンにオリーブオイル、ニンニク、ブロッコリー以外の具材を入れ、塩と黒コショウを振ります。
3 フタをして弱火で数分蒸し焼きに。具材に8分ほど火が通ったらブロッコリーを入れ、軽く蒸して完成。

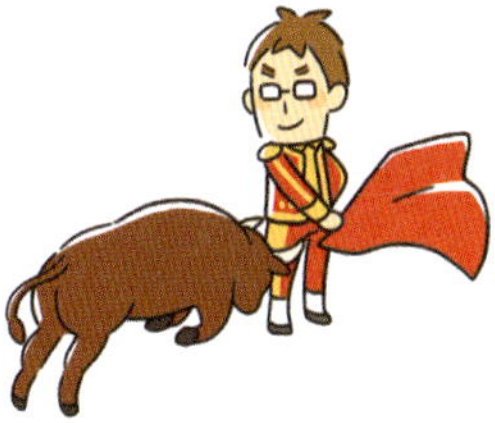

葉酸が摂れる地中海料理は認知症予防に効果的！

食物繊維が便秘に効くヘルシーおやつ

オリーブオイルいもけんぴ

（乾燥させる時間は除く）20分

材料（2人分）
さつまいも…1本
オリーブオイル…450g
ハチミツ…大さじ2
水…大さじ2

作り方
1 さつまいもを1cm 程度の厚さに拍子木切りします。
2 切ったさつまいもを水につけてアク抜きし、キッチンペーパーで拭いてから1時間程度乾かします。
3 190℃に熱したオリーブオイルでさつまいもを10～15分ほど素揚げします。
4 フライパンに水とハチミツを入れ､煮立ったらさつまいもを入れてからめます。

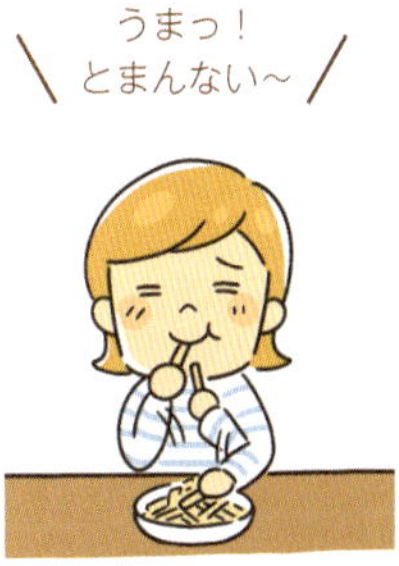

老化防止に貢献する油

油が体に悪いというのは昔のイメージです。各種油の特色をよく理解し、目的によって上手に活用すれば、健康や若さを保つための強力な味方になってくれます。

油の基礎知識

良い油と悪い油を見わける知識があれば、アルツハイマー病を遠ざけることもできます。ダイエットなどで油を極端に避ける人もいますが、大事な三大栄養素の一つである脂質が欠けると細胞の老化の原因にもなるので、適量を摂ることを心がけましょう。

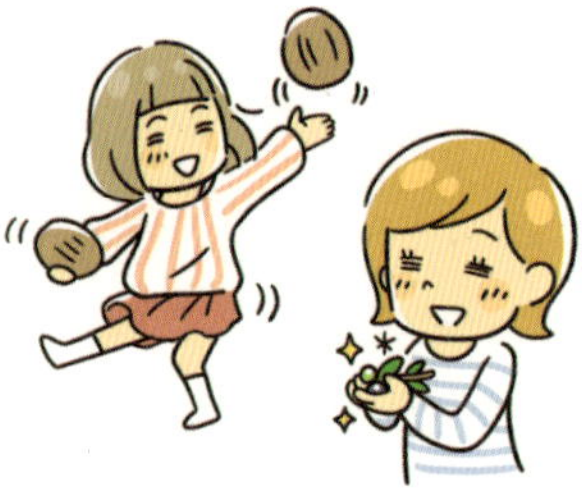

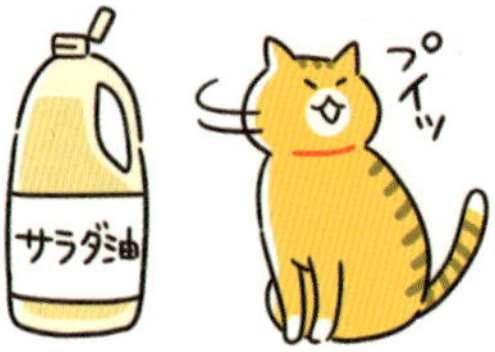

良い油

化学的処理を行わないエキストラバージンオリーブオイルとココナッツオイルがおすすめ。オリーブオイルは酸化に強く、脳の炎症を抑える成分が含まれています。ココナッツオイルは、糖質制限食と組み合わせることでアルツハイマー病の進行を抑えられるとされています。

悪い油

オメガ6系脂肪酸に分類されるコーン油などの植物油。スーパーで安く買えますが、体内で分解されると炎症を起こす物質になります。スナック菓子や菓子パンにも使われていることが多いため、過剰摂取に注意しましょう。

油について知っておきたいこと

良い油を効果的に摂るためにした方がいいこと、してはいけないことを理解しておきましょう。摂り方を間違えると、体に害を及ぼす油もあるので注意が必要です。

1日の摂取量は？

1日に必要な脂質の割合は、成人男性では1日50g、成人女性では1日40gとされています。

天ぷら1人前に含まれる脂が約10g、トースト1枚につけるバターが約5gなど、身近な食品に使われる脂の量を把握しておくとよいでしょう。

酸化した油は有害！

油は、何度も加熱されたり、空気や光に長時間ふれたりすると有害な過酸化脂質が発生します。この状態の油を摂ると、体も酸化（老化）したり、お腹を壊すこともあるので要注意。

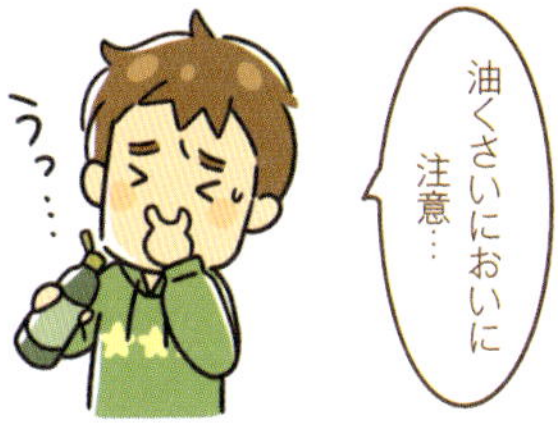

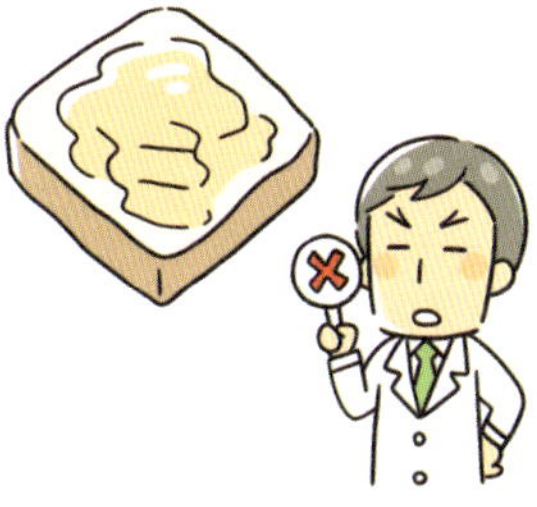

トランス脂肪酸に注意

マーガリンやショートニングなどの加工植物油脂に含まれるトランス脂肪酸は、長期間に渡って摂り続けると心臓病のリスクが高まります（→P174）。

寝たきり防止

カルシウムの吸収率を高めて骨を丈夫に

加齢とともに骨量が減ることで骨がもろくなる骨粗しょう症の恐れが出てきます。骨折しやすくなり、それが原因で寝たきりの生活になることも。丈夫な骨を作るためにカギになる栄養素は、なんといってもカルシウムです。いつまでも元気に過ごすため、カルシウムを含む食品を効率的に摂取する方法を覚えておきましょう。

鶏肉

鶏肉に豊富に含まれるたんぱく質が寝たきりにならないための筋肉量を増やします。特に運動の後に食べると効率よく筋肉を増やせます。また、鶏肉はカルシウムや亜鉛、鉄も豊富なため、意識して摂りましょう。

レモン

レモンに含まれるクエン酸は果物類の中でもダントツで、骨を作るのに不可欠なカルシウムの吸収率を高めます。継続的にカルシウムとレモンを一緒に摂れば、寝たきりの原因になる骨密度の低下を抑制できます。

ひじき

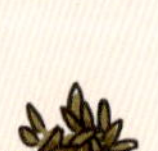

骨を形成するマグネシウムやカルシウムだけでなく、鉄分や食物繊維も含んでいる栄養価の高い海藻。骨がもろくなるのを防ぎます。大豆製品や酢などと合わせて調理するのが効果的。ヒ素含有量の低い韓国産が◎。

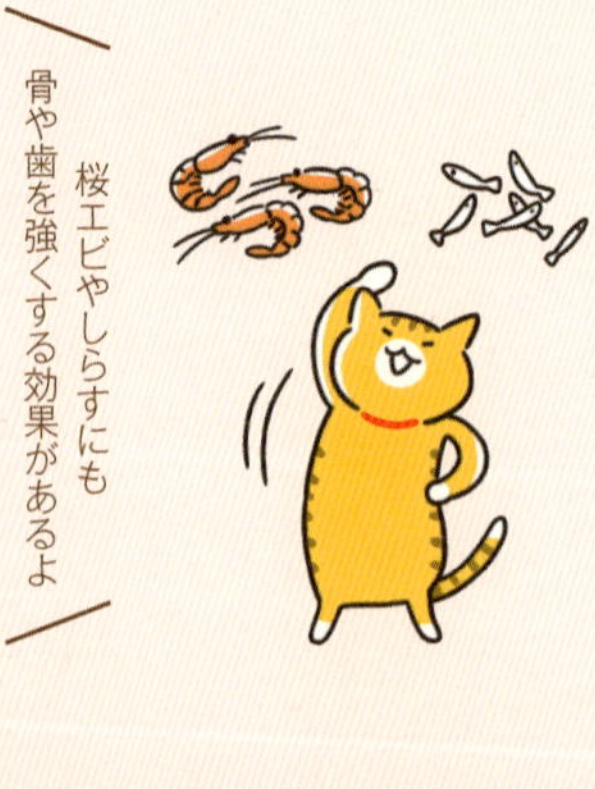
桜エビやしらすにも
骨や歯を強くする効果があるよ

コトコト煮込むだけでカルシウム吸収率アップ

チキンのレモン煮こみ

20分

材　料（1人分）
鶏むね肉…1枚
しょうゆ・酒…各小さじ1
A しょうゆ・きび砂糖・水…各大さじ2
　みりん…大さじ1
　レモン汁…小さじ1

作り方
1 鶏むね肉をひと口大に切ります。しょうゆ、酒をもみ込み、15分つけおきます。
2 Aを鍋に入れて煮立たせます。1を入れ、からめます。

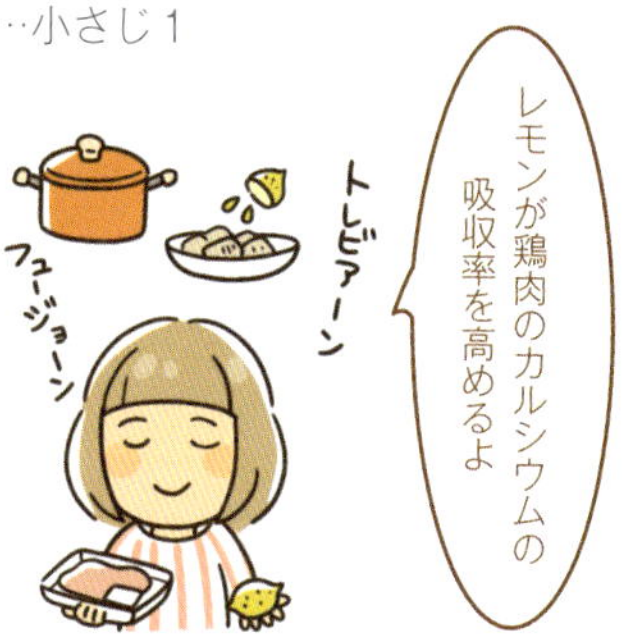
レモンが鶏肉のカルシウムの吸収率を高めるよ
トレビアーン
フュージョーン

海と大地のコラボめしで骨密度を高める

春菊＆長いものひじき炒め

20分（ひじきを戻す時間は除く）

材　料（2人分）
長いも…150g
ひじき（乾燥）…3g
春菊…1/2束
ごま油…小さじ2
塩…ひとつまみ
酒・みりん・しょうゆ…各小さじ1

作り方
1 ひじきを15分くらい水で戻し、ザルで水切りします。
2 ごま油を熱し、皮をむいた長いもをひと口大に切ってフライパンに入れます。中火で焼きます。
3 1と1cm幅に切った春菊を加えて炒めます。塩をひとつまみ入れ、葉がしんなりしたら酒・みりん・しょうゆを混ぜ、汁気を飛ばします。

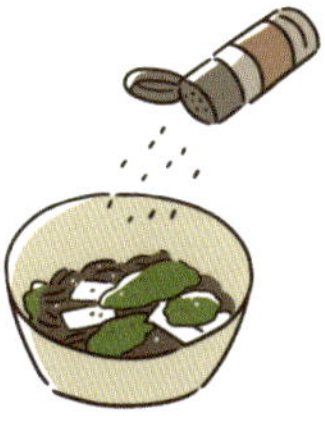

仕上げにブラックペッパーを振りかけても◎

炎症を防ぐ

小麦製品を遠ざけ、健康を引き寄せる

小麦の主成分であるグルテンは、腸に穴をあけるリーキーガット症候群（→P186）など体内に炎症を起こします。これは、アルツハイマー病の要因にもなります。さらに、小麦には依存性まであります。小麦製品の摂取を極力減らすとともに、体の抗炎症性を高める食材を上手に使った料理を心がけて、健康維持につなげましょう。

セロリ

細菌感染症と戦って炎症作用を抑えるカリウムが多く含まれます。茎だけでなく、葉にも抗酸化作用のあるβ-カロテンなど、栄養が豊富に含まれているので残さず利用しましょう。

チンゲン菜

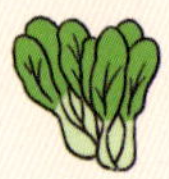

チンゲン菜に含まれるβ-カロテンは油との相性が良いので、一緒に取るのがおすすめ。高温でさっと炒めることで、ビタミンCの損失も防げます。

控えるべき小麦食品

パン全般、めん類、たい焼き、どら焼きなど一部の和菓子は控えましょう。また、グルテンと砂糖はアルツハイマー病のきっかけになる脳の炎症を誘発するため、体にとって最悪の組み合わせ。ドーナツや菓子パンなど「小麦粉を使った甘い食品」は避けた方がベターです。

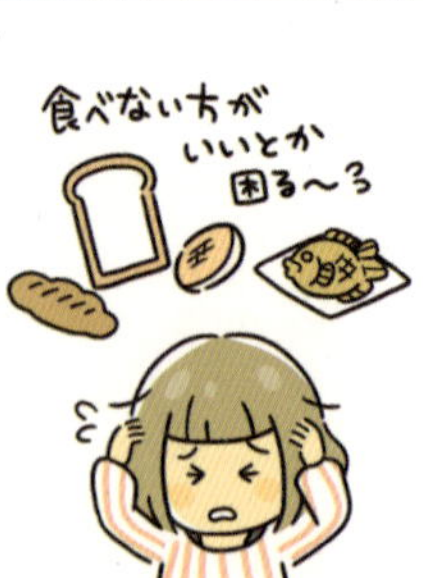

茎も葉も食べてβ-カロテンを丸ごと摂取

あっさりセロリのスープ

35分

材料（4人分）

セロリ…3本
パプリカ（赤・黄）…各1個
ミニトマト…1パック
水…1.5L

作り方

1 鍋に水を入れ、食べやすいサイズに切ったセロリ、パプリカを加えます。

2 中～強火で沸騰させ、弱火で30分じっくり煮込みます。

3 完成直前にミニトマトを入れてできあがり。

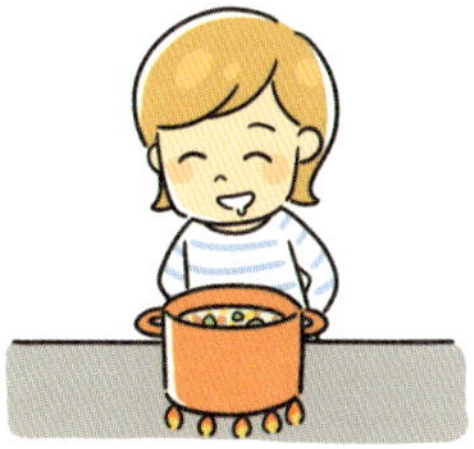

油で吸収率アップ。アルツハイマー病を遠ざけるさっぱり炒め

鶏肉とチンゲン菜のポン酢炒め

15分

材料（1人分）

チンゲン菜…2株
鶏肉…200g
しいたけ…3個
ニンジン…1/4本
ごま油…大さじ1
片栗粉…適量
塩…少々
A ポン酢…大さじ2
　酒…大さじ1
　きび砂糖…小さじ1

作り方

1 鶏肉を切って塩をまぶしておきます。チンゲン菜は食べやすいサイズに、ニンジンは千切り、しいたけはスライスします。

2 鶏肉を片栗粉でまぶし、ごま油をフライパンに入れて炒めます。

3 肉の色が変わったら1で切った野菜類を加えます。仕上げにAを入れ、炒めます。

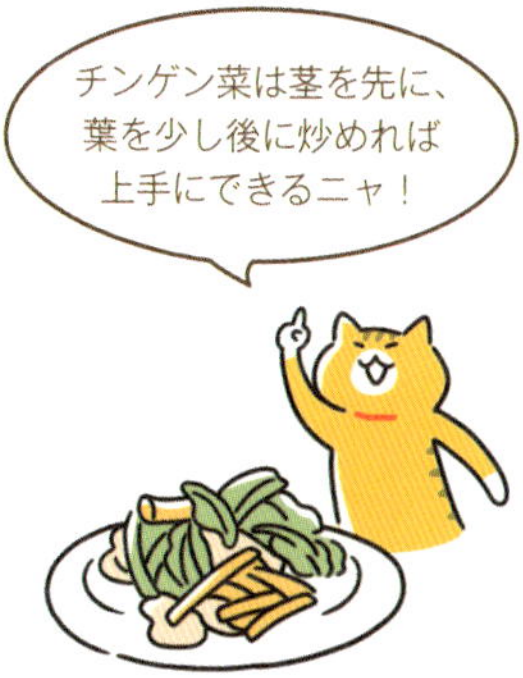
チンゲン菜は茎を先に、
葉を少し後に炒めれば
上手にできるニャ！

腸内環境を改善する

発酵食品の菌が腸内を守る

脳と腸は深い関係があるため、腸内環境を整えることはアルツハイマー病対策として重要です。腸内環境アップには発酵食品に使われている酵母や菌が効果的とされています。和食にはしょうゆや酢など、多くの発酵食品がありますが、近年は食事の欧米化により腸内環境が乱れがち。納豆やみそなど身近なものから食事に取り入れましょう。

塩麹

疲労回復や脳を活発にする働きがあるビタミンB群を豊富に含みます。また、腸内の善玉菌・ビフィズス菌のエサとなるオリゴ糖が含まれるため、善玉菌を増やして腸内環境を整える効果があります。

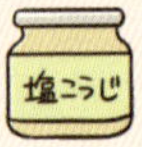

キムチ

胃酸に強い植物性乳酸菌が腸内まで届き、ビフィズス菌を増やす役割があります。市販のキムチは、調味液に漬けたものと発酵させたものがあるため、韓国産のものや4～5日以上発酵させたものを選びましょう。

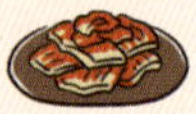

甘酒

便秘解消に役立つ食物繊維やオリゴ糖を含みます。肌を活性化させたり、シミやくすみを防ぐ効果のあるビタミンB群やアミノ酸など、点滴と同じような成分でできていることから、栄養剤としても最適。

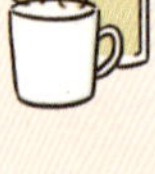

コンブチャ

別名紅茶きのこ。アメリカの有名スターが好んで飲んだことで「Kombucha」として注目を浴びました。紅茶を発酵してできた植物性乳酸菌は腸まで届き、腸内フローラが活発になって免疫力もアップ。

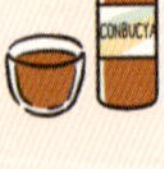

温かな甘酸っぱさが腸に効く

南国風ココナッツ甘酒

5分

材　料（1人分）

ココナッツミルク…大さじ1
酒粕…20g
牛乳…100mℓ
湯…50mℓ
パイナップル…数切れ
すりおろしショウガ…お好みで

作り方

1 ココナッツミルク、ショウガ、酒粕に湯を注ぎます。

2 酒粕をスプーンですりつぶして混ぜて、牛乳を入れます。

3 500wのレンジで1分間温めます。パイナップルを入れて完成。

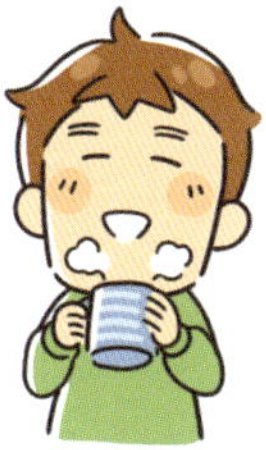

アルコールのにおいが気になれば、レンジで加熱をくり返そう

食欲増進＆お腹にやさしいおつまみ

ごま風味こんにゃくキムチ

5分

材　料（1人分）

こんにゃく…1枚
キムチ…適量
（こんにゃくと同じくらい）
エノキ…1袋
ごま油…少々

作り方

1 こんにゃくを細かく切って水洗いし、エノキとキムチも適当に切ります。

2 ごま油をフライパンに入れ、こんにゃくを炒めます。

3 エノキを入れて、しんなりしたらキムチをからめながら炒めます。

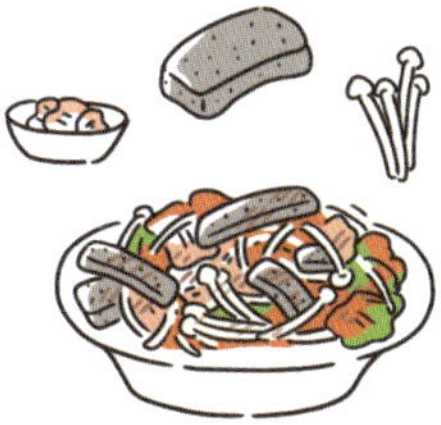

キムチやエノキの水分がある程度飛んだらできあがり！

ボケない生活習慣

アルツハイマー病を遠ざけるには、人付き合いを活発にして、買い物や美術館、旅行、音楽を楽しむなど脳を刺激することが大切。また、日常生活の中で認知機能の低下につながることを避けて、脳を健やかに保ちましょう。

アルツハイマー病７つの要因

５個以上チェックがつく人は注意！

- □ 糖尿病
- □ 運動不足
- □ うつ病
- □ 喫煙
- □ 高血圧
- □ 肥満
- □ 情報不足

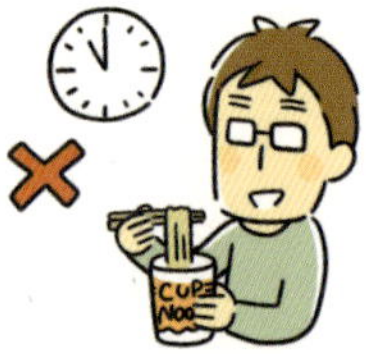

日に８～12時間は「絶食」を

夕食後から翌朝までの８～12時間を絶食すれば、インスリン感受性※が改善され認知機能が上がります。

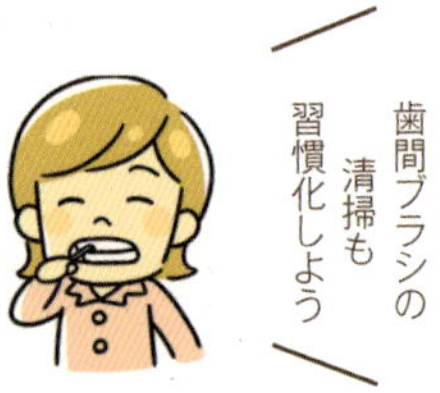
歯間ブラシの
清掃も
習慣化しよう

「歯磨き」は念入りに

口腔細菌によって全身の炎症が促され、脳のバリアが破壊されることでアルツハイマー病を招くことも。

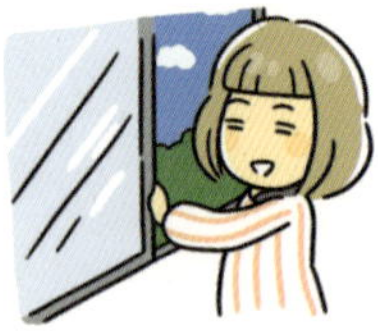

「カビ」を徹底的に除去する

鼻腔から吸い込んだカビが脳に悪影響をおよぼし、アルツハイマー病の原因に。こまめに換気と掃除を。

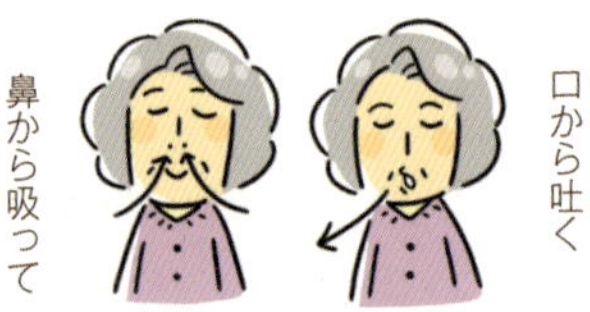
鼻から吸って
口から吐く

「ストレス低減」を心掛ける

ストレスは認知力の低下やアルツハイマー病のリスク要因を増やします。ヨガや瞑想で解消しましょう。

※インスリン感受性：すい臓から出るホルモンで血糖値を下げる働きをするインスリンが十分な効果を発揮していない状況のこと

第4章

賢くなる食材とレシピ

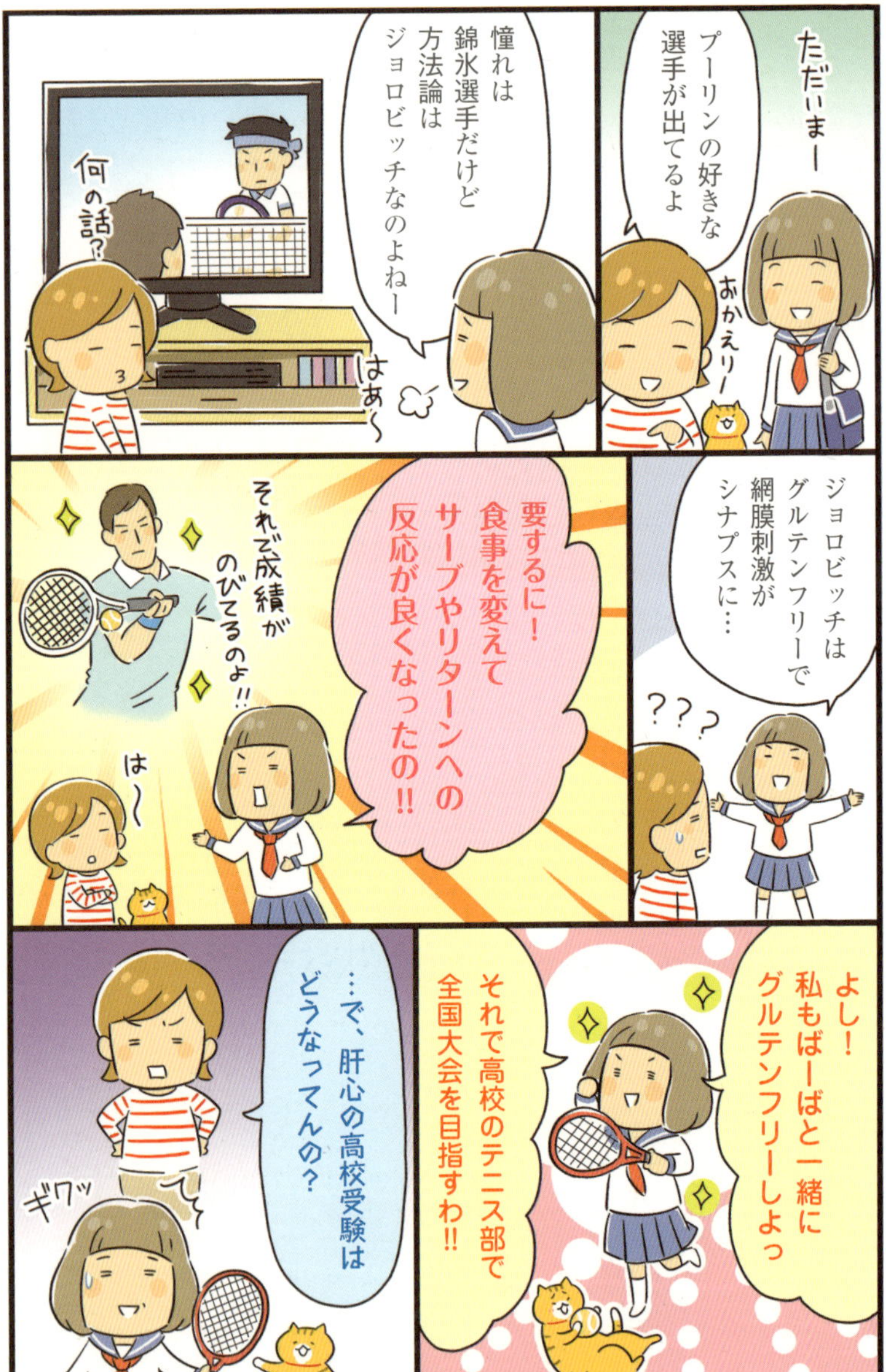

ただいまー
プーリンの好きな選手が出てるよ
おかえり!
憧れは錦氷選手だけど方法論はジョロビッチなのよねー
はあ〜
何の話?
ジョロビッチはグルテンフリーで網膜刺激がシナプスに…
???
要するに!食事を変えてサーブやリターンへの反応が良くなったの!!
それで成績がのびてるのよ!!
は〜
よし!私もばーばと一緒にグルテンフリーしよっ
それで高校のテニス部で全国大会を目指すわ!!
…で、肝心の高校受験はどうなってんの?
ギクッ

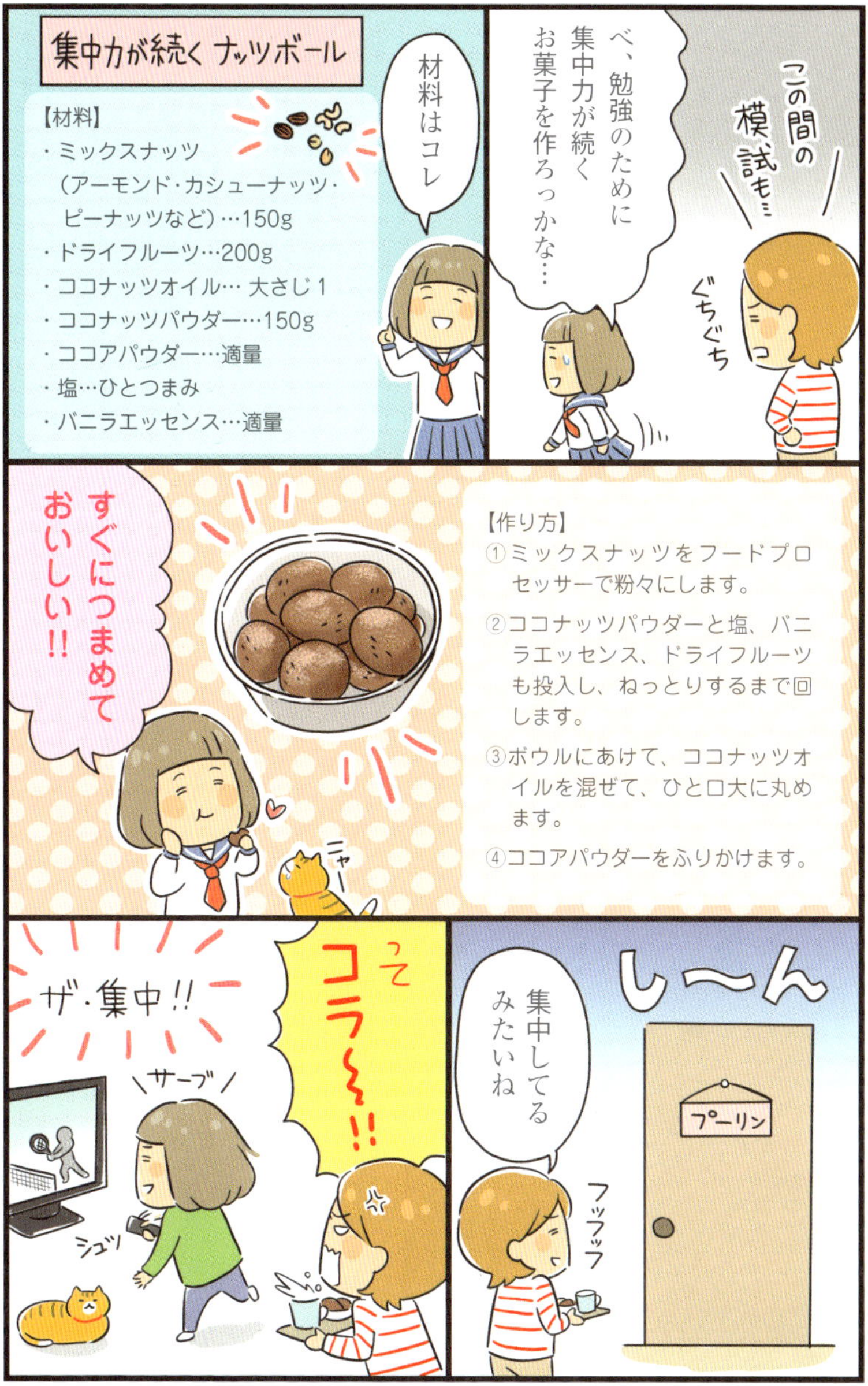
この間の模試も…
ぐちぐち
べ、勉強のために集中力が続くお菓子を作ろっかな…
材料はコレ
集中力が続く ナッツボール
【材料】
・ミックスナッツ
（アーモンド・カシューナッツ・ピーナッツなど）…150g
・ドライフルーツ…200g
・ココナッツオイル… 大さじ 1
・ココナッツパウダー…150g
・ココアパウダー…適量
・塩…ひとつまみ
・バニラエッセンス…適量
【作り方】
①ミックスナッツをフードプロセッサーで粉々にします。
②ココナッツパウダーと塩、バニラエッセンス、ドライフルーツも投入し、ねっとりするまで回します。
③ボウルにあけて、ココナッツオイルを混ぜて、ひと口大に丸めます。
④ココアパウダーをふりかけます。
すぐにつまめておいしい!!
ニャー
し〜ん
集中してるみたいね
プーリン
フッフッフ
ってコラ〜!!
ザ・集中!!
サーブ
シュッ

4章 賢くなる

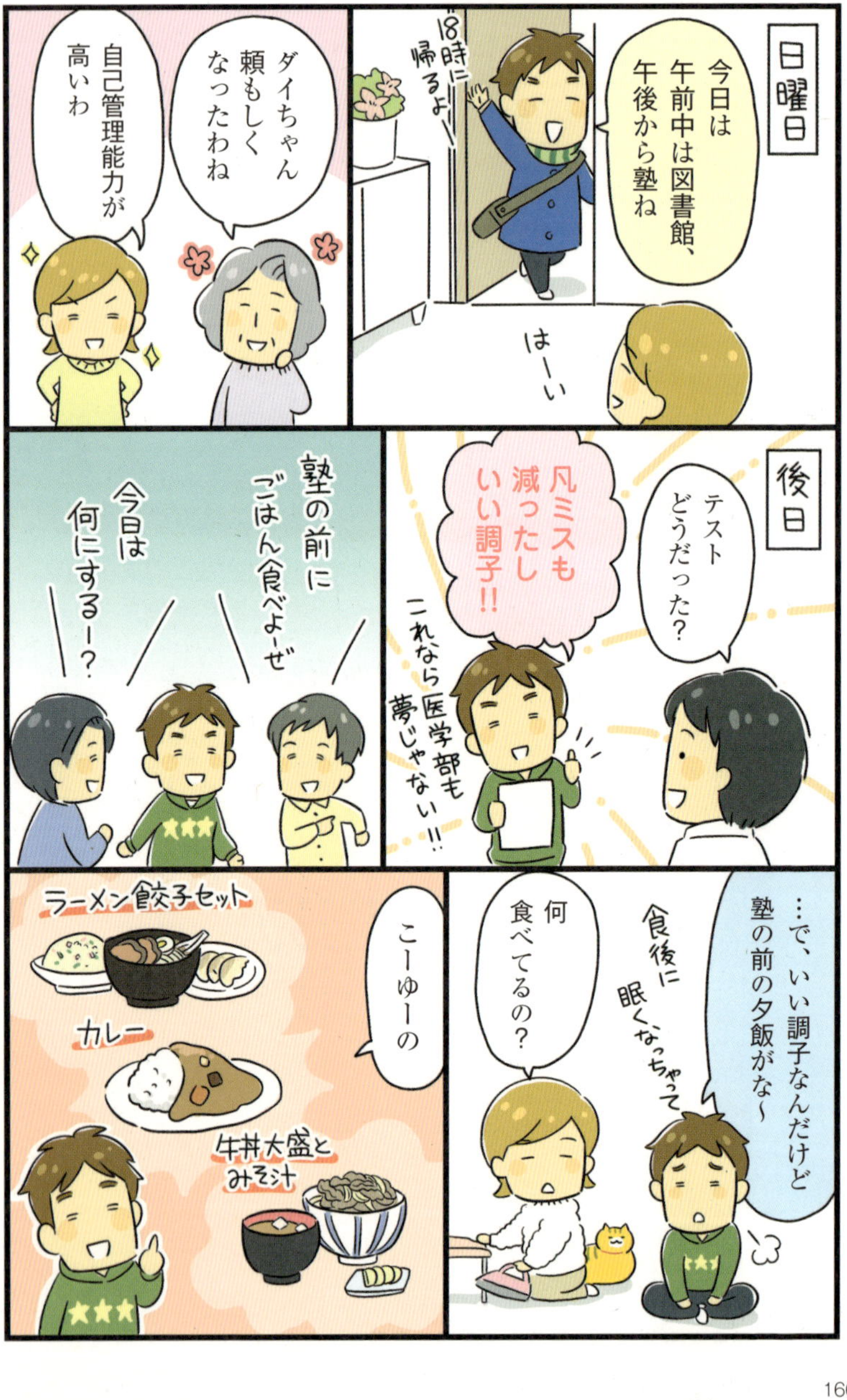
日曜日
今日は午前中は図書館、午後から塾ね
18時に帰るよ
はーい
ダイちゃん頼もしくなったわね
自己管理能力が高いわ
後日
テストどうだった?
凡ミスも減ったしいい調子!!
これなら医学部も夢じゃない!!
塾の前にごはん食べよーぜ
今日は何にするー?
…で、いい調子なんだけど塾の前の夕飯がな〜
食後に眠くなっちゃって
何食べてるの?
こーゆーの
ラーメン餃子セット
カレー
牛丼大盛とみそ汁

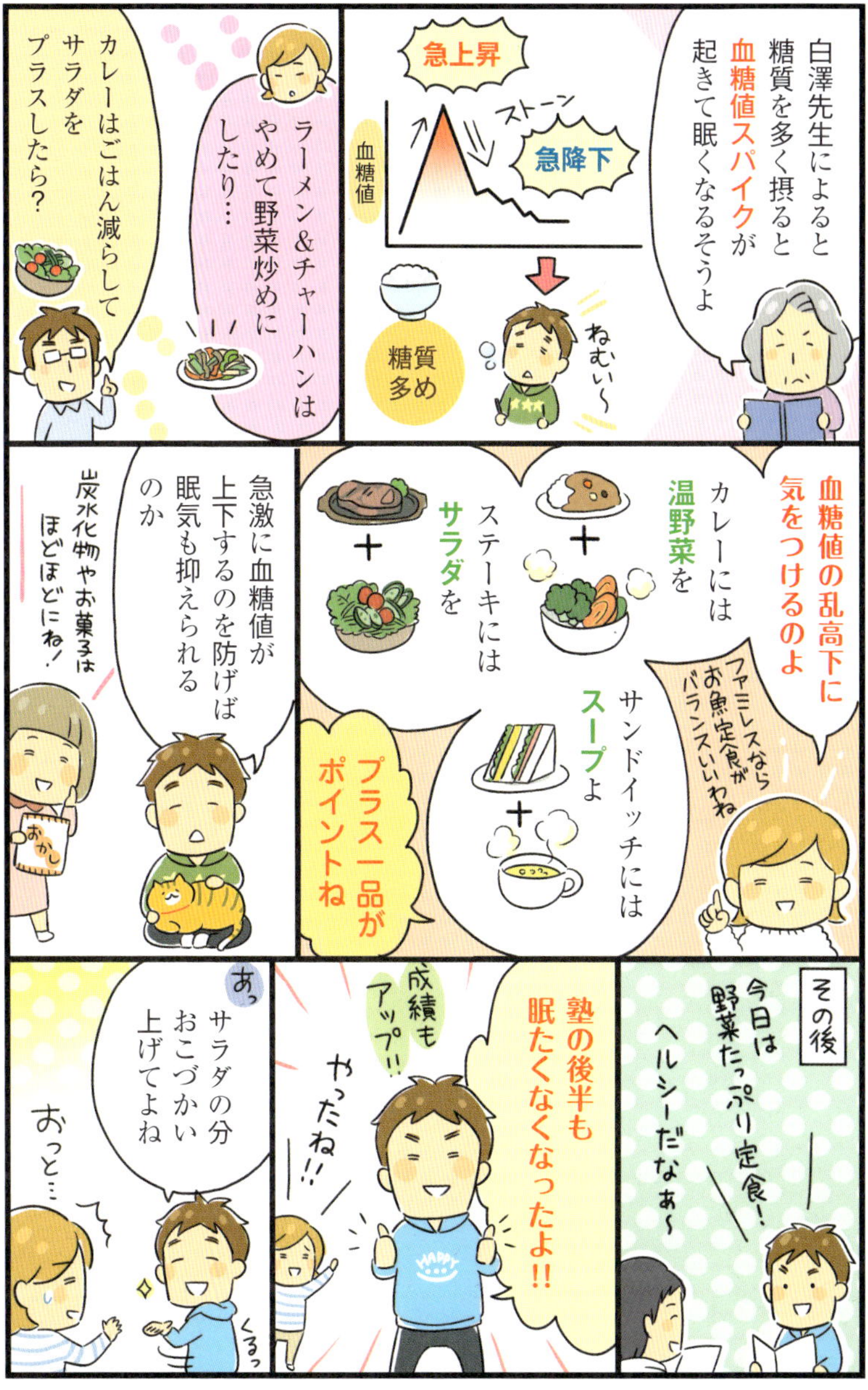

白澤先生によると
糖質を多く摂ると
血糖値スパイクが
起きて眠くなるそうよ
急上昇
ストーン
急降下
血糖値
糖質多め
ねむい〜
ラーメン＆チャーハンは
やめて野菜炒めに
したり…
カレーはごはん減らして
サラダを
プラスしたら？
血糖値の乱高下に
気をつけるのよ
ファミレスなら
お魚定食が
バランスいいわね
カレーには
温野菜を
ステーキには
サラダを
サンドイッチには
スープよ
プラス一品が
ポイントね
急激に血糖値が
上下するのを防げば
眠気も抑えられる
のか
炭水化物やお菓子は
ほどほどにね！
おかし
その後
今日は
野菜たっぷり定食！
ヘルシーだなぁ〜
塾の後半も
眠たくなくなったよ!!
成績も
アップ!!
やったね!!
HAPPY
あっ
サラダの分
おこづかい
上げてよね
おっと…
くるっ

ケトン食ってなに？

ケトン食で子どもが賢くなる

子どもにはごはんやパン、めん類などの主食をたくさん食べさせたほうがいいと思っていませんか？　主食に含まれる糖質を摂り過ぎると、血糖値が急激に上下し、育ちざかりの脳に悪い影響が。

糖質の量を抑え、たんぱく質や脂質を中心にした「ケトン食」にしてみましょう。集中力が高まり、成績アップにもつながります。

糖質制限

ケトン食の基本は、糖質を制限すること。糖質は炭水化物に多く含まれます。まずは主食の量を半分から3分の1に減らし、おかずをメインにした食事に切り替えましょう。ごはんを食べる時は、食物繊維が多く、血糖値が上がりにくい玄米がおすすめ。よく噛んで食べることで、満足感もアップします。パンなら通常の食パンよりもライ麦パンを選ぶといいでしょう。おやつの菓子パンやドーナツは糖質が多く、急激に血糖値を上げてしまいます。果物やヨーグルト、ゼリーなどを選びましょう。

GI値

ケトン食の目安となるのがGI値です。GI値とは、食品ごとの血糖値の上がり具合を表したもの。GI値の高い食品を摂ると、食後に血糖値が急上昇したあと急に下がり、集中力の低下や眠気をもよおします。できるだけGI値の低い食品を選び、メニューを考えましょう（↓P20）。

次のページで
主な食品のGI値を
チェック！

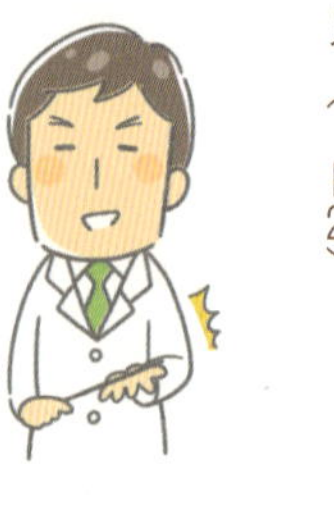

主な食品のGI値（100g当たり）

穀物・パン・めん	
食パン	91
もち	85
うどん（乾）	85
精白米	184
全粒粉小麦パン	71
パスタ（乾）	65
ライ麦パン	58
玄米	56
そば（乾）	54
中華そば	50
はるさめ	26

肉類・魚介類	
レバー（牛）	49
ベーコン	49
塩鮭	47
牛バラ肉	45
牛ヒレ肉	45
鶏ささ身	45
鶏むね肉	45
鶏もも肉	45
豚バラ肉	45
豚ひき肉	45
アジ（干物）	45
カキ	45
ウナギ（蒲焼き）	43
アサリ	40
甘エビ	40
いか	40
イワシ	30

卵・乳製品	
生クリーム	39
クリームチーズ	33
プロセスチーズ	31
鶏卵	30
牛乳	25
プレーンヨーグルト	25

野菜・いも類	
じゃがいも	90
ニンジン	80
西洋カボチャ	65
里いも	64
さつまいも	55
ゴボウ	45
レンコン	38
タマネギ	30
トマト	30
キャベツ	26
大根	26
ナス	25
ブロッコリー	25
小松菜	23
レタス	23

きのこ類・海藻類	
エノキ	29
しいたけ	28
しめじ	27
ひじき	19
昆布	17
わかめ	16
もずく	12

大豆製品・種実類	
くり	60
がんもどき	52
油揚げ	43
とうふ（木綿）	42
納豆	33
アーモンド	30

果物	
スイカ	60
レーズン	57
バナナ	56
ぶどう	50
ドライプルーン	44
メロン	41
りんご	36
みかん	33
グレープフルーツ	31
キウイ	31
いちご	29

菓子	95
どら焼き	91
チョコレート	88
大福	52
プリン	46
ゼリー	

調味料など	109
上白糖	88
ハチミツ	82
いちごジャム	75
パン粉	65
片栗粉	55
小麦粉（強力粉）	34
合わせみそ	30
バター	30
トマトケチャップ	15
本みりん	15
マヨネーズ	8
米酢	

※白澤卓二著『Dr.白澤の頭は1日でよくなる ケトン食でできる子に』（主婦の友社）より

集中力がつく

良質なたんぱく質と脂質で集中力アップ

糖質を制限し、たんぱく質と脂質をエネルギー源にするケトン食は、脳の働きをよくして、集中力を高めます。

　たんぱく質は、筋肉を作る元になる栄養素です。肉や魚が代表的ですが、他にも卵や乳製品などから摂ることができます。

　様々な食品を組み合わせて、良質なたんぱく質を補給しましょう。

豚肉

太る、油っぽいなど、マイナスイメージのある豚肉。実は、良質のたんぱく質と脂質を摂れる理想的なケトン食です。ゆでる、煮る、蒸すなど、できるだけ体に負担の少ない調理法で食べるようにしましょう。

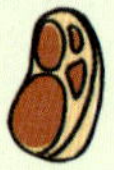

青魚

魚も肉と同様、集中力アップにつながるたんぱく質が豊富です。特に、さんまやサバなどの青魚にはＤＨＡやＥＰＡが多く含まれており、脳の働きをスムーズにして、集中力や記憶力を高めます。

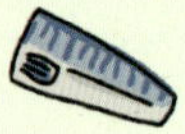

卵

卵は完全栄養食品ともいわれ、必須アミノ酸やビタミンなど、体に必要な栄養がバランスよく詰まっています。ゆで卵や卵焼きなど、様々な調理法でメニューに取り入れましょう。

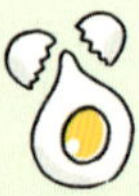

卵は1日1個まで？

「卵を食べ過ぎるとコレステロール値が上がるのでよくない」といわれていたのは、過去の話。現在では、コレステロールの健康作用が見直されていて、卵の食べ過ぎで体に悪影響を及ぼすことはないと考えられています。

トロトロのお肉がフライパン１つで完成！

ラフテー（豚肉の煮込み）

30分

材　料（2人分）

豚バラ肉（ブロック）…200g
オリーブオイル…少々

A
- 水…200mℓ
- しょうゆ…大さじ２
- みりん…大さじ１
- ショウガ…少々

作り方

1 フライパンにオリーブオイルを熱し、豚肉の両面を強火で焼きます。

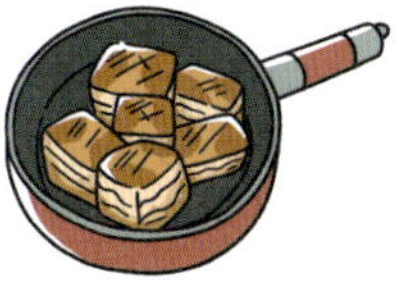

2 Aを加えてフタをし、中火で25分程度、煮込みます。途中で豚肉を裏返し、煮汁をからめます。

食べ合わせ
豚肉＋卵
右下で紹介する煮卵を一緒に作るのがおすすめ。味の相性もよく、栄養バランスもアップ。

DHAたっぷり

さんま蒲焼

10分

材　料（2人分）

さんまの蒲焼缶詰…1缶
卵…2個

A
- 水…100mℓ
- みりん…大さじ1
- だし汁…30mℓ

作り方

1 Aをフライパンで煮立て、さんまの蒲焼を加えます。

2 さんまがほぐれたら、火を弱め、溶き卵を回し入れます。

味がしみておいしい

煮卵

30分

材　料（2人分）

卵…2個
※調味料は上記のAと同じ

作り方

1 あらかじめゆで卵を作り、殻をむきます。

2 ラフテーの**2**で豚肉と一緒にゆで卵を入れ、フタをして色がつくまで煮込みます。

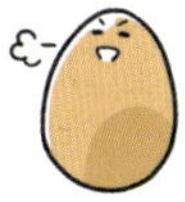

判断力アップ

脳の働きをよくして ケアレスミスを防ぐ

糖質を制限してたんぱく質をしっかり摂ると、脳に栄養が行きわたり、頭が冴えてきます。

たんぱく質の働きで判断力が高まると、テストなどの大事な場面でのミスが減り、成績アップが期待できるでしょう。

乳製品や大豆製品なら、簡単メニューで手軽にたんぱく質を摂ることができます。おやつに取り入れるのもおすすめです。

ヨーグルト

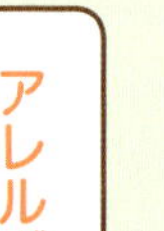

ヨーグルトに含まれる乳酸菌が腸内環境のバランスを整え、幸せホルモンと呼ばれるセロトニンの分泌を増やし、心を安定させます。セロトニンの8～9割が腸で作られるため、安定した判断力には腸内環境改善が大切。

大豆製品

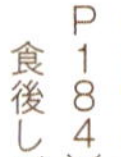

大豆は、体に必要なアミノ酸を多く含む、すぐれた植物性食品です。豆腐や納豆、豆乳など、手軽に食べたり飲んだりできるものが多いのもポイントです。賢く取り入れて、栄養バランスをアップしましょう。

アレルギーに注意

気になる方は検査を

乳製品や大豆製品、卵などの高たんぱく食品は、体質によってはアレルギーを引き起こす恐れがあります。

たとえば牛乳には、カゼインというアレルギーの原因となる成分が含まれており、加熱しても、その作用は弱まりません（詳しくはP184）。

食後しばらく経ってから症状が出ることもあり、アレルギーの原因となる食品を特定するのが難しいことも。

気になる方は、病院でアレルギー検査を受けると安心です。

ビフィズス菌でお腹の調子も整う

ハチミツヨーグルト

3分

材　料（2人分）
ヨーグルト（無糖）…200g
ハチミツ…小さじ2
クルミ・きなこ…適量

作り方
1 器にヨーグルトを入れます。
2 お好みでクルミやきなこをトッピングし、ハチミツをかけたらできあがり。

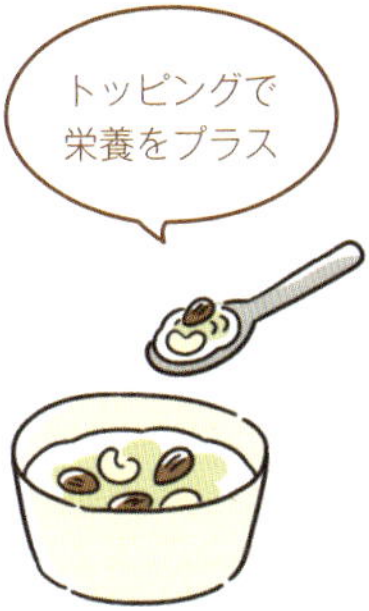
トッピングで
栄養をプラス

納豆と卵で良質なたんぱく質がたっぷり

納豆オムレツ

10分

材　料（1人分）
納豆…1パック
卵…2個
マヨネーズ…小さじ1
塩…適量
オリーブオイル…小さじ1

作り方
1 ボウルに卵、マヨネーズ、塩を入れ、混ぜ合わせます。
2 納豆を混ぜます。納豆のタレはお好みで使用します。
3 フライパンで油を熱し、卵液を流し込みます。中央に納豆を入れ、卵で包み込むようにして形を整えます。

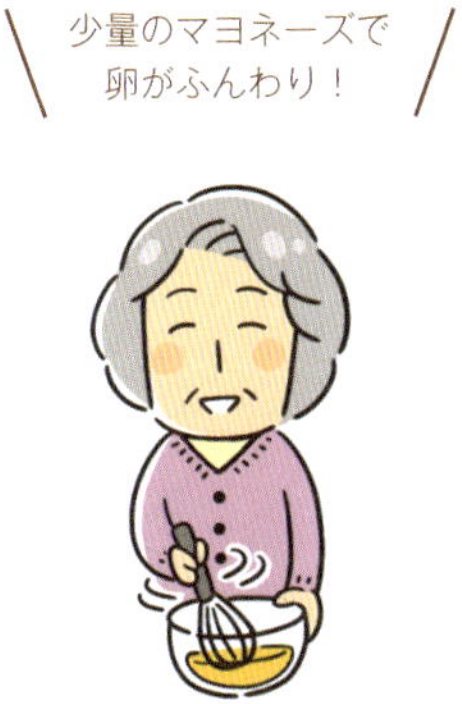
少量のマヨネーズで
卵がふんわり！

脳を活性化

質のよい油は脳の働きを活性化

脂質＝太るというイメージもありますが、良質な脂質は、脳の働きをよくし、体の中で効率よくエネルギーになります。

脂質の主な成分は脂肪酸です。中でも不飽和脂肪酸のオメガ9系、オメガ3系脂肪酸は必要な栄養を多く含んでいます。

一方、マーガリンなどに含まれるトランス脂肪酸は、脳の機能を低下させるといわれています。

オリーブオイル

加熱調理には、熱に強いオリーブオイルが適しています。不飽和脂肪酸のオメガ9系脂肪酸が血液中の悪玉コレステロールを減らします。一方、コーン油や大豆油などのオメガ6系脂肪酸は、摂り過ぎに注意が必要。

亜麻仁油

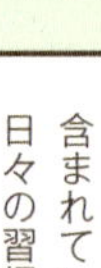

亜麻仁油やえごま油は不飽和脂肪酸のオメガ3系脂肪酸を多く含み、細胞の炎症を抑えて脳を健康に保ちます。ただし、熱に弱く、加熱には向きません。オメガ3系脂肪酸は、青魚にも多く含まれています。

トランス脂肪酸って？

脳の機能を低下させる

マーガリンやショートニングなどに多く含まれているトランス脂肪酸は、体に悪影響を与え、認知機能を低下させる脂質だということがわかっています。

調理の際にはマーガリンを避ける、市販のお菓子を買う時は成分表示を確認し、これらの成分が含まれていないものを選ぶなど、日々の習慣でトランス脂肪酸を摂らないように気をつけましょう。

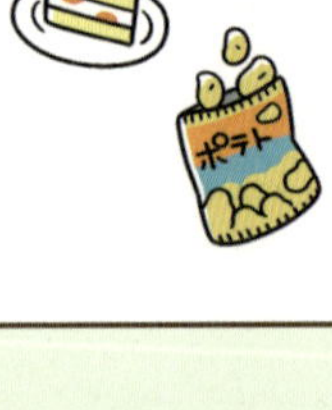

たっぷりの亜麻仁油で脳を活性化

トマトのマリネ

20分

材　料（2人分）
トマト…2個
亜麻仁油…大さじ2
酢…大さじ2
塩・こしょう…適量

作り方
1 トマトをくし切りにします。
2 1とすべての調味料を混ぜ合わせ、味がなじむまで冷蔵庫で寝かせます。味がなじんだらできあがり。

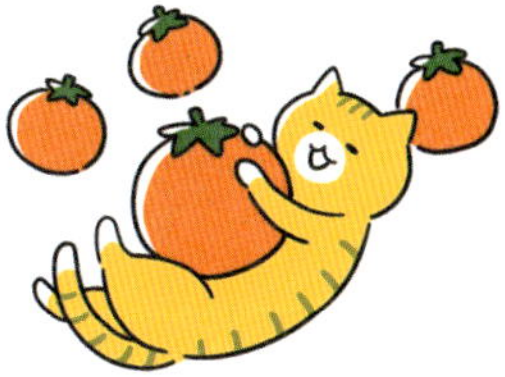

オリーブオイルと青魚のダブルの効果

サバとキャベツのオリーブオイル炒め

15分

材　料（1人分）
サバ水煮缶…1缶
キャベツ…1/4玉
オリーブオイル…大さじ1
ニンニク（チューブ）…小さじ1
塩・こしょう…適量

作り方
1 フライパンでオリーブオイルを熱し、ニンニクとキャベツを入れて炒めます。
2 キャベツに火が通ったら、サバを加えてほぐします。
3 塩・こしょうで味つけします。

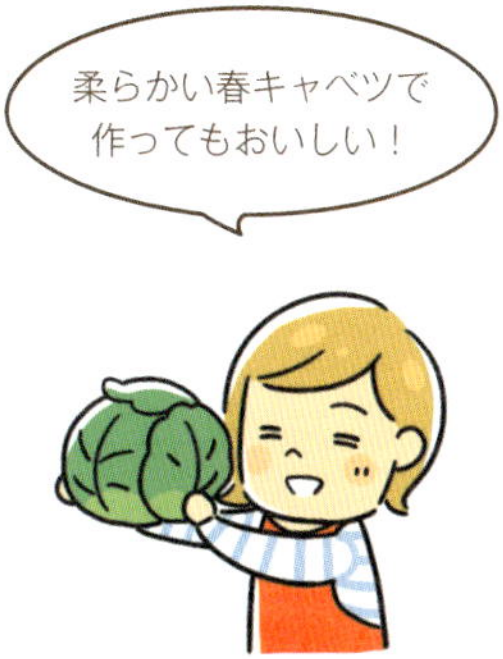
柔らかい春キャベツで作ってもおいしい！

脳の劣化予防

色とりどりの野菜で サビない脳を作る

体の中に活性酸素がたまると、体や脳がサビつき、劣化してしまいます。

これを防ぐには、様々な色の野菜や果物に含まれる「フィトケミカル」（→P26）という成分を摂ることが必要です。フィトケミカルには抗酸化作用があり、体の細胞を若々しく保ってくれます。様々な色の野菜や果物を、バランスよく摂るとよいでしょう。

ブロッコリースプラウト

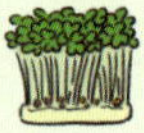

緑のブロッコリーは、体によいフィトケミカルの宝庫です。特にブロッコリースプラウト（ブロッコリーの新芽）は、スルフォラファンという抗酸化作用の強いフィトケミカルを豊富に含んでいます。

ナス

ナスやブルーベリー、ぶどうなど、紫色の食品には、ポリフェノールの一種であるアントシアニンが含まれています。アントシアニンは水に溶けやすいため、ナスの調理にはゆでるより炒めるものが適しています。

トマト

トマトの赤い色素には、リコピンというフィトケミカルがたっぷり含まれており、抗酸化作用や抗がん作用があるといわれています。リコピンは熱に強く、脂質と合わせて摂ると吸収されやすくなります。

レモン

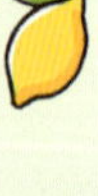

レモンなどの黄色い柑橘系の果物（皮の部分）には、リモネンという成分が含まれています。抗酸化作用の他に、香りによるリラックス効果なども期待できます。

フィトケミカルたっぷりの栄養サラダ

ブロッコリースプラウトのフルーツサラダ

10分

材　料（2人分）
ブロッコリースプラウト…1パック
グレープフルーツ…1個
オリーブオイル…大さじ1
塩・こしょう…適量

作り方

1 グレープフルーツの皮をむき、果肉を切り分けます。

2 ブロッコリースプラウトとグレープフルーツを混ぜ合わせ、オリーブオイルと塩・こしょうで味をととのえます。

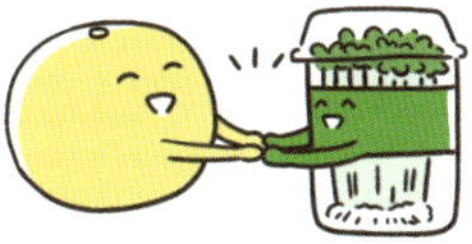

ナスとトマトは油で吸収率がアップ

ナスとトマトの卵とじ

15分

材　料（2人分）
ナス…2本
トマト…1個
卵…1個
オリーブオイル…大さじ1
塩・こしょう…適量

作り方

1 ひと口大に切ったナスをオリーブオイルで炒め、一度取り出します。

2 くし切りにしたトマトを炒め、火が通ったら、ナスをあわせます。

3 塩・こしょうで味つけし、溶き卵を回し入れます。

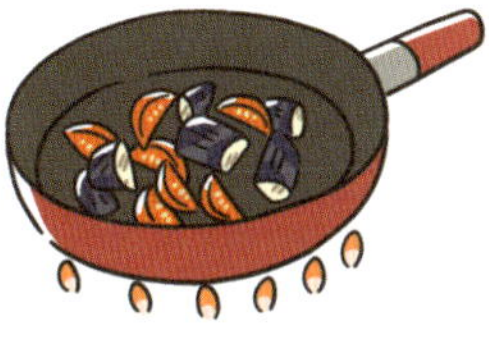

注意力アップ

ココナッツオイルは即効性あり

すぐに脳の働きをよくしたい時に頼りたいのが、ココナッツの力です。

ココナッツオイルやココナッツミルクに含まれる中鎖脂肪酸は、他の食品に含まれる脂質と比べて腸ですばやく吸収され、即効性があります。

ココナッツオイルは、ココヤシからとれる油です。アブラヤシからとれるパームオイルとは異なるので、注意しましょう。

ココナッツオイル

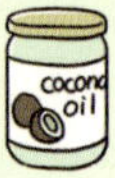

ココナッツオイルには、脳の機能を高める中鎖脂肪酸がたっぷり含まれています。動物性の脂肪は、体内で固まりやすいなどのデメリットがありますが、ココナッツオイルは体内で固まることなく、速やかに吸収されます。テスト直前など、すぐに効果が欲しい時にぴったりの食品です。

ココナッツミルク

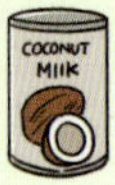

ココナッツミルクにも良質の中鎖脂肪酸が含まれています。料理やデザートに自然な甘さとコクをプラスします。

ココナッツオイル活用法

コーヒーに入れるのも◎

ココナッツオイルは20℃以下で固まる性質を持っています。そのため、コーヒーなどの温かい飲みものに入れたり、加熱調理に使うのがよいでしょう。一方、冷やすと固まりやすいので、野菜ジュースなどに入れる時は常温のまま飲みましょう。

良質なオイルの見分け方

様々なココナッツオイルが市販されていますが、中でも良質なオイルは、余分なものを使用せずに抽出されたコールドプレスのバージンオイルです。さらに、オーガニックの認定表示があるものを選ぶと安心です。

ココナッツオイルの効果で頭がスッキリ

ココナッツオイル入り豆乳コーンスープ

20分

材　料（4人分）
- クリームコーン…1缶
- 豆乳…上記の1缶分
- ココナッツオイル…大さじ2
- 塩・こしょう…適量
- パセリ…適量

作り方

1 鍋にクリームコーンを入れ、ココナッツオイルを加えて火にかけます。

2 コーン缶と同じ量の豆乳を加え、沸騰しないように弱火～中火で温めます。

3 塩・こしょうで味をととのえ、お好みでパセリを散らします。

ココナッツオイルは温かいものにプラスすると使いやすい

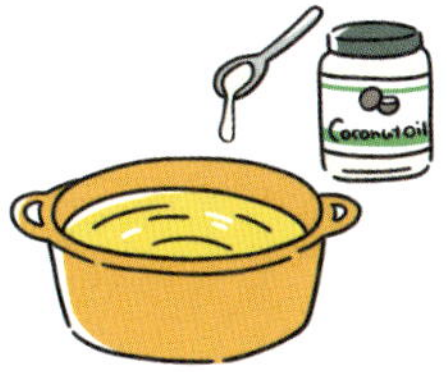

甘さひかえめのヘルシープリン

ココナッツミルクプリン

（冷蔵庫で冷やし固める時間は除く）15分

材　料（4人分）
- ココナッツミルク…200㎖
- 牛乳…300㎖
- 粉寒天…4g
- きび砂糖…大さじ1

作り方

1 鍋にココナッツミルク、半量の牛乳、粉寒天、きび砂糖を入れて火にかけます。

2 煮立って2分ほどしたら、残りの牛乳を少しずつ加え、沸騰しないように温めます。

3 火を止めて型に移し、粗熱がとれたら冷蔵庫で冷やし固めます。

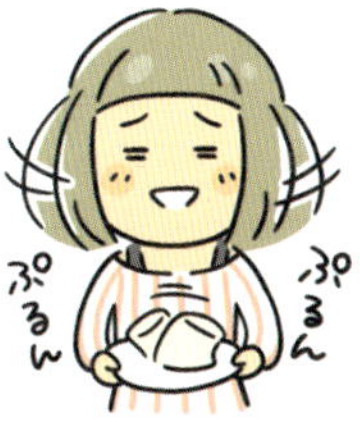

イライラ・ストレスに強くなる

心に効く食品をこまめにチャージ

心が安定しなければ、何事にも集中できません。カルシウムが足りないと、ちょっとしたことで神経が興奮し、情緒が不安定になるため、不足しないよう気をつけましょう。

ココアやクルミに含まれる成分には、抗ストレス作用があります。日ごろからストレスに強い食品を摂り、自分や家族がストレスをため込まないようにケアしましょう。

しらす

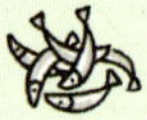

カルシウムが不足すると、情緒が不安定になり、イライラやストレスを感じやすくなります。しらすなどの小魚や乳製品で、カルシウムを補給しましょう。小魚は、心だけでなく脳の働きにも効果があります。

ココア

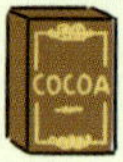

ココアの原料・カカオには、ストレスへの抵抗性を高めるポリフェノールが含まれています。カカオ70％以上のココアにココナッツミルクを入れて飲むと、抗ストレス作用と脳の機能アップが期待できます。

クルミ

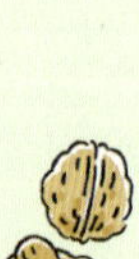

栄養価の高いナッツでも、特に栄養バランスにすぐれ、豊富なオメガ3系脂肪酸がストレスを軽減します。また必須アミノ酸の一つのトリプトファンを含み、セロトニンが気分を安定させます。

ビタミンDもチャージ

カルシウムは、ビタミンDと合わせて摂ることで、体に吸収されやすくなります。ビタミンDは、干ししいたけやきくらげ、鮭などの魚に多く含まれています。

貧血にも効くパワーメニュー

しらすとほうれん草のおひたし

15分

材　料（2人分）
しらす…大さじ３　めんつゆ…小さじ１
ほうれん草…1/2束　いりごま…ひとつまみ

作り方

1. ほうれん草をさっとゆでて冷水にさらし、水気を絞ります。
2. 食べやすい長さに切ったほうれん草をボウルに入れ、しらす、めんつゆと混ぜます。仕上げにいりごまをちらします。

じーっ

ほうれん草には、鉄分の他、鉄分の吸収を助ける葉酸も含まれていて、貧血予防に効果があります。ゆでたあと冷水にとると、変色せずアク抜きもできます。

クルミとココアの効果でストレスに負けない

クルミのココアがけ

15分

材　料（4人分）
クルミ…80g　水…15mℓ
無糖ココア…大さじ１　きび砂糖…35g

作り方

1. フライパンでクルミをから炒りし、取り出します。
2. フライパンに水を入れて沸騰させ、中火できび砂糖を煮詰めてキャラメル状にします。
3. クルミを加えてからませたら、火を止めてココアをまぶします。

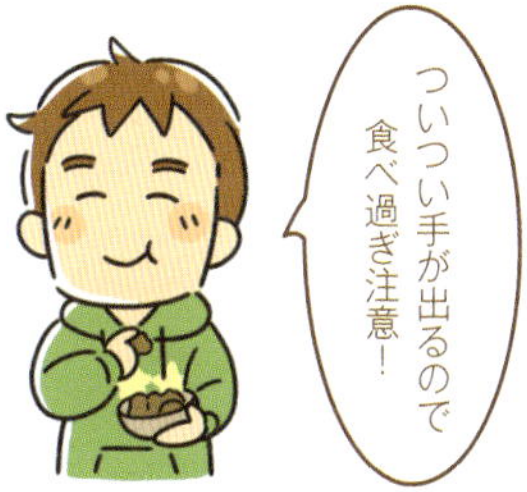
ついつい手が出るので
食べ過ぎ注意！

食欲を抑える

腹持ちのいい間食で食べ過ぎを防ぐ

育ち盛りの子どもは、ついおやつをたくさん食べてしまうもの。しかし糖質の多いお菓子を多く食べると、インスリンが大量に分泌され、すぐに空腹を感じるようになってしまいます。いきなりおやつをなしにするのは難しいので、ナッツやゆで卵などに変えましょう。特にナッツをおやつに食べると、夕食までの空腹感を抑えられます。

ナッツ

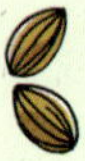

クルミやアーモンド、カシューナッツなどには、オメガ3系脂肪酸が多く含まれ、アレルギーや脳の炎症を防ぎます。ローストされた、甘味がないものを選びましょう。高カロリーなので、適量を。

卵

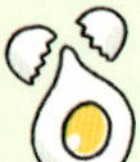

ゆで卵は質のいいたんぱく質が手軽に摂れ、脳の活性化や記憶力アップに効果的。筋肉や皮膚、髪の健康もサポートします。半熟卵よりも固ゆで卵の方が食べごたえがあり、満足感を得られます。

チーズ

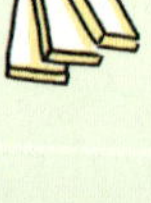

必須アミノ酸をバランスよく含み、筋肉や美肌づくりをサポート。カルシウムをしっかり摂ることで、太りにくい体を作る働きも。6ピースの非熟成チーズなら、1日に2個（約40グラム）が適量です。

人工甘味量はNG

カロリーオフの飲みものなどに多く使われている人工甘味料は、血糖値を急激に下げてしまいます。すると「お腹が空いた」と脳が錯覚してしまい、必要以上に食べ過ぎてしまうことも。人工甘味料を含む食品は避けましょう。

若返りビタミンもたっぷり!

ハニーナッツ

15分（おいておく時間は除く）

材　料　ミックスナッツ…100g　ハチミツ…適量

作り方

1 160℃のオーブンでナッツを10分焼きます。

2 保存容器に1を入れ、ひたひたまでハチミツを注ぎます。フタをし、3日ほどおいて完成。

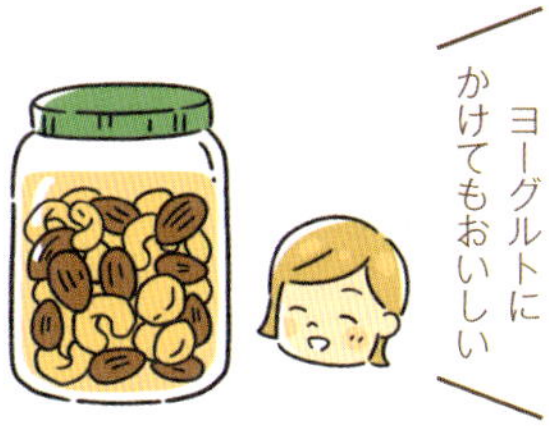
ヨーグルトにかけてもおいしい

牛乳の代わりに豆乳を使い、ヘルシーに

なめらかクリームチーズプリン

60分

材　料（4人分）
クリームチーズ…150g　卵黄…4個
きび砂糖…30g　豆乳…200㎖

作り方

1 室温に戻したクリームチーズに砂糖を加え、泡立て器で混ぜます。溶いた卵黄を少しずつ加え、混ぜます。

2 豆乳を沸騰する直前まで温めます。1に少しずつ加え、さらによく混ぜ合わせます。

3 ココットなどに入れ、バットに並べます。バットの2cmくらいの高さまで熱湯を注ぎ、110℃のオーブンで20分ほど熱します。

4 粗熱を取り、冷蔵庫で冷やして固めます。

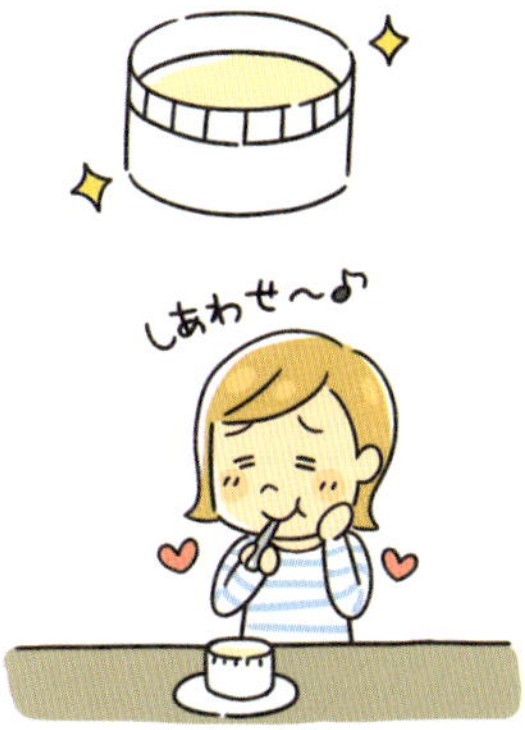
しあわせ〜♪

とろりとした食感で
満足度もアップ!

腸内環境を整える

腸は「第二の脳」食物繊維で健康に

腸は食べものの消化・吸収を行い、病原菌などの異物を排除する免疫機能で体を守ります。腸内環境を整えると、健康で元気な体になれます。

そのカギとなる栄養素は食物繊維。腸をきれいにし、血糖値の上昇を抑えるのにも役立ちます。不足しがちなので、スープや煮る調理などでかさを減らし、1日に20グラムの摂取を目指して。

こんにゃく

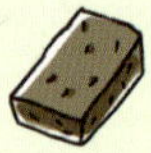

不溶性食物繊維が豊富です。腸壁を刺激してぜん動運動を活発にし、便や有害物質を排出しやすくします。カロリーが低く、腹持ちもよいので、ダイエットにもおすすめ。

海藻類

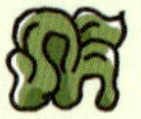

ひじきやわかめ、昆布などの海藻類は、水溶性食物繊維のアルギン酸を多く含み、腸内の老廃物を包んで、体外に排出させる働きをします。糖質の吸収をゆるやかにし、食後の血糖値の上昇を抑える効果も。

きのこ類

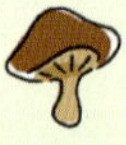

不溶性食物繊維が腸内で水分を吸収してふくらみ、腸を刺激して便通を促します。また、ビタミンB群も多いのが特徴。体の代謝機能を高め、美しい肌や髪を作るのにも役立ちます。

牛乳を飲み過ぎない

牛乳に多く含まれるカゼインは、腸の炎症を引き起こし、腸壁を壊す作用があります。その結果、病気にかかりやすくなったり、アレルギーを起こすことも。牛乳を日常的に飲むのは控え、カルシウムは小魚などで補給しましょう。

腸をきれいにするみそと合わせ、整腸パワー倍増！

こんにゃくのごまみそ煮

20分

材　料（2人分）
こんにゃく…1/2枚
白すりごま…大さじ1
A
- だし汁…50mℓ
- みそ…大さじ1
- みりん…大さじ1

作り方

1 こんにゃくを手でひと口大にちぎります。鍋に入れ、かぶるくらいの水（分量外）を入れて火にかけます。沸騰後、3分ゆでます。

2 湯を捨てて再び火にかけ、水分がなくなるまでこんにゃくをから炒りします。

3 Aを加え、10分ほど煮ます。火を止め、ごまを入れて混ぜます。

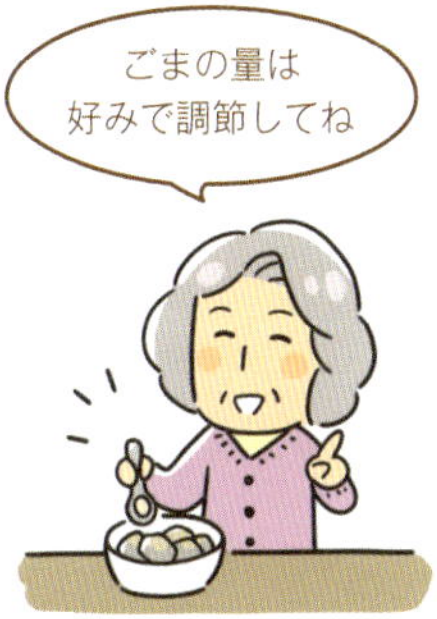
ごまの量は
好みで調節してね

洋風の味付けで新鮮に

ひじきときのこのさっぱりサラダ

15分

材　料（2人分）
ひじき（乾燥）…10g
タマネギ…1/4個
しめじ…1/4パック
A
- オリーブオイル…小さじ2
- 酢…小さじ1

塩・こしょう…適量

作り方

1 ひじきは水で戻し、しめじは石づきを取ります。それぞれ熱湯でさっとゆでて、ザルに上げます。

2 タマネギを薄切りにし、水に1～2分ほどさらして辛みをとります。

3 1の粗熱が取れたら、2を混ぜます。混ぜたAを加え、塩・こしょうで味をととのえます。

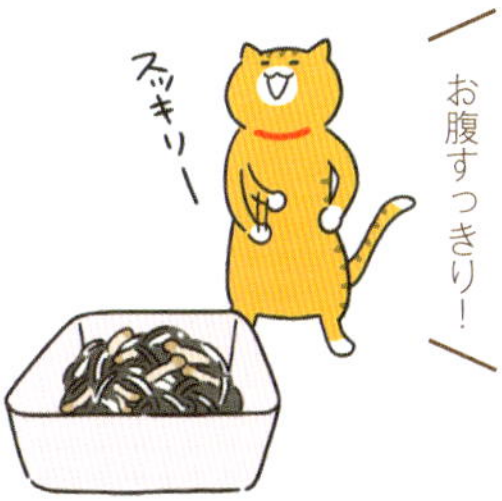
スッキリ！
お腹すっきり！

免疫力アップ

発酵食品で腸を整え病気を防ぐ

体の免疫細胞の6割以上は、腸に集中しています。腸内環境を整えると、かぜや花粉症などへの抵抗力がつきます。

腸内環境を整えるには、食物繊維（→Ｐ184）に加え、発酵食品が重要。乳酸菌が免疫力をアップします。また、鶏の骨などを煮込んだボーンブロスは、コラーゲンやゼラチンを豊富に含み、腸の内膜を修復してくれます。

キムチ

植物性の乳酸菌が、免疫力をアップ。唐辛子のカプサイシンが消化を助け、体を温めます。ビタミンAやCも多く、抗酸化作用で老化も抑制。生で食べるのがベストですが、加熱しても乳酸菌の効果はあります。

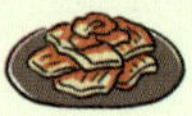

みそ

豊富な乳酸菌が、腸内の善玉菌を増やします。フィトケミカルが免疫力を高め、がんや生活習慣病の予防にも役立つ効果も。米みそや麦みそなど、様々な種類がありますが、免疫力アップには豆みそがおすすめ。

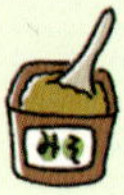

ボーンブロスとは

鶏ガラや手羽元、豚足、牛テールなどの骨付き肉を煮込んだスープのこと。リーキーガット症候群（腸に穴があき、下痢やアレルギーなどを起こす）の症状をやわらげ、腸を健康に保つのに役立ちます。また、豚肉で作るとアラニンが豊富に摂れ、免疫力を上げるとともに、疲れにくい体を作ります。二日酔い予防にも効果あり。

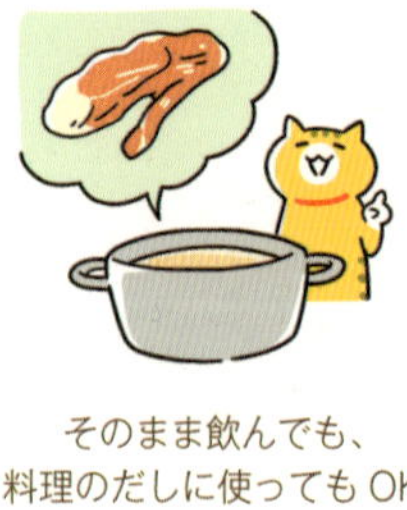

そのまま飲んでも、
料理のだしに使ってもOK

発酵食品＋オリーブオイルで免疫力アップ！

キムチ納豆のオリーブオイル和え

10分

材　料（2人分）

キムチ…30g
納豆…1パック
オリーブオイル…小さじ1
しょうゆ…適量

作り方

1 キムチをみじん切りにし、納豆をよく混ぜます。

2 1にオリーブオイルを入れ、よく混ぜます。しょうゆで味をととのえて完成。

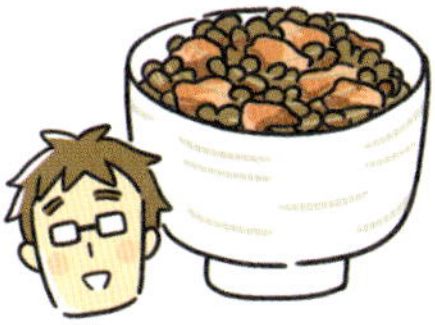

豆腐にのせて食べるのもおすすめ

食べ合わせ
発酵食品＋オリーブオイル

発酵食品の乳酸菌と、オリーブオイルのオレイン酸が合わさって、整腸パワーがアップ！

体の内側も外側もきれいに

コラーゲンたっぷりボーンブロス

60分

材　料

鶏手羽元…8本
タマネギ…1個
ニンジン…1本
ショウガ…1片
ローリエ…1枚
水…1L
酒…100mℓ
塩…適量

作り方

1 タマネギ、ニンジン、ショウガを薄切りにします。

2 鍋に塩以外の材料をすべて入れ、中火にかけます。煮立ったら弱火にします。

3 アクをとりながら1時間ほど煮ます。塩で味をととのえて完成。

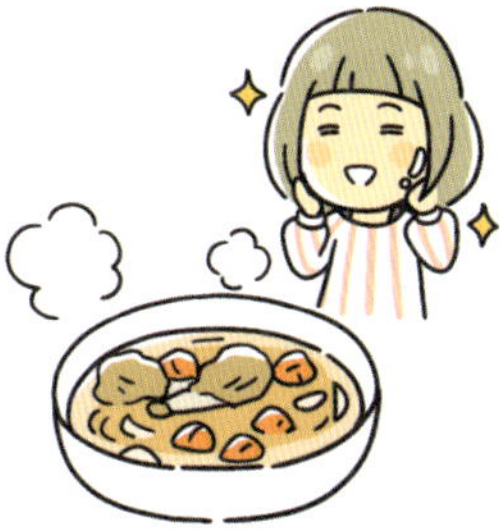

きのこや大根などを
加えてもおいしい

4章 賢くなる

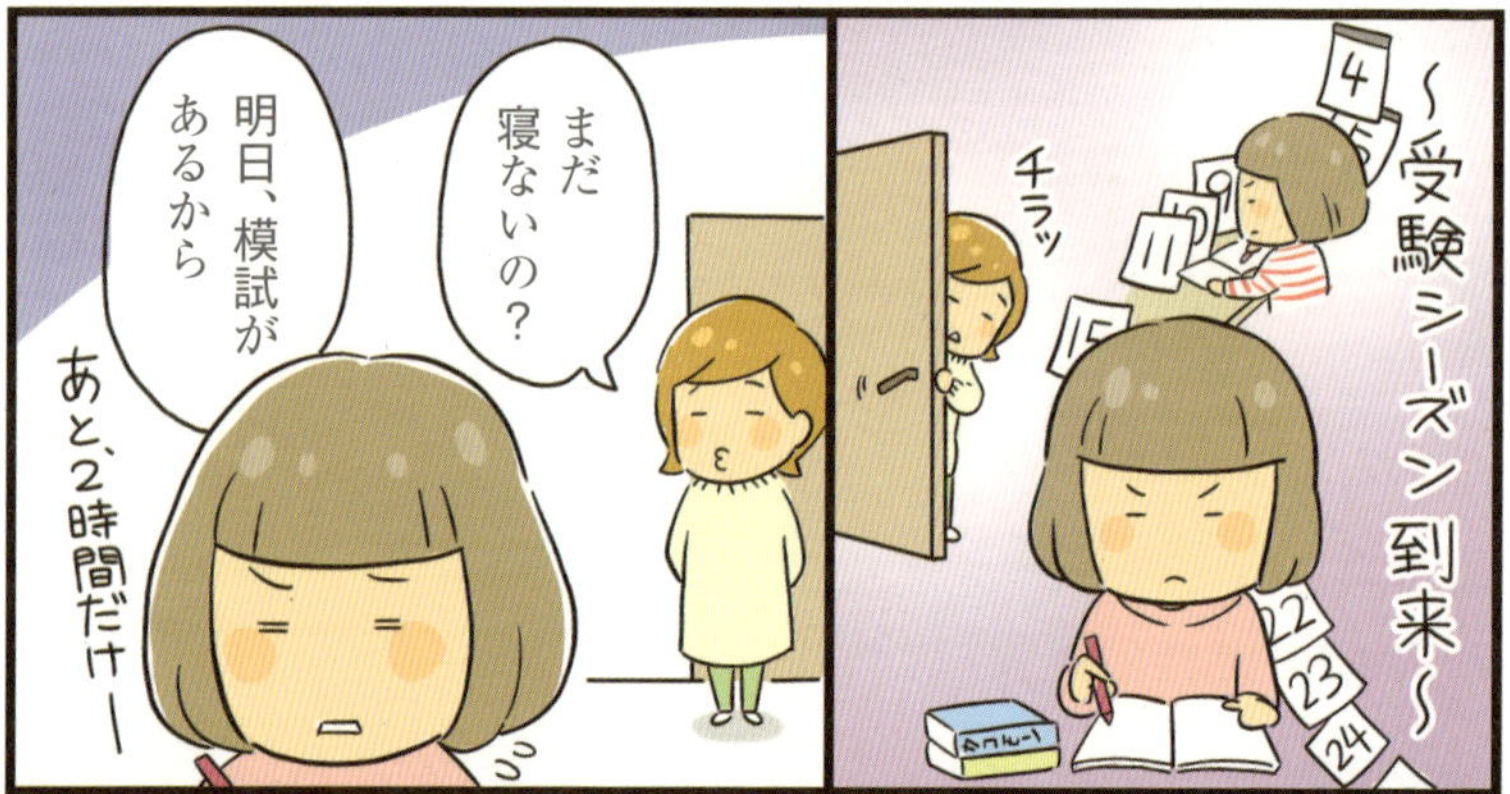
〜受験シーズン到来〜
チラッ
まだ寝ないの？
明日、模試があるから
あと、2時間だけ——

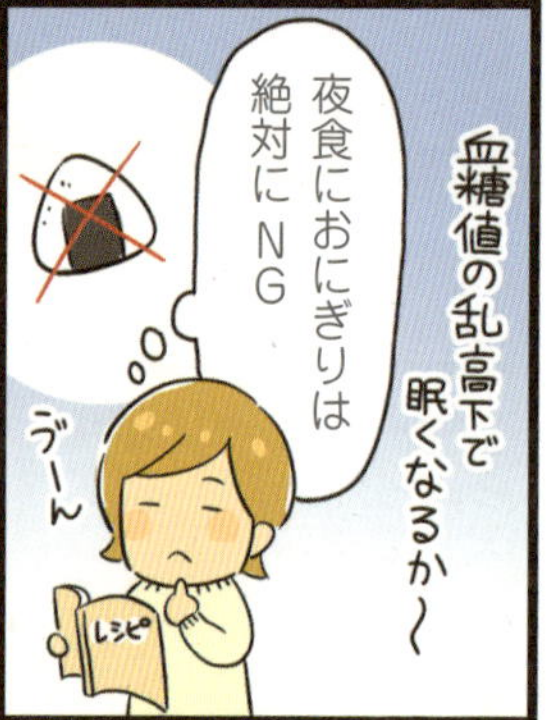
血糖値の乱高下で眠くなるか〜
夜食におにぎりは絶対にNG
う〜ん
レシピ

夜食に向いている食材

良質なたんぱく質や**オメガ３系脂肪酸**を含むもの

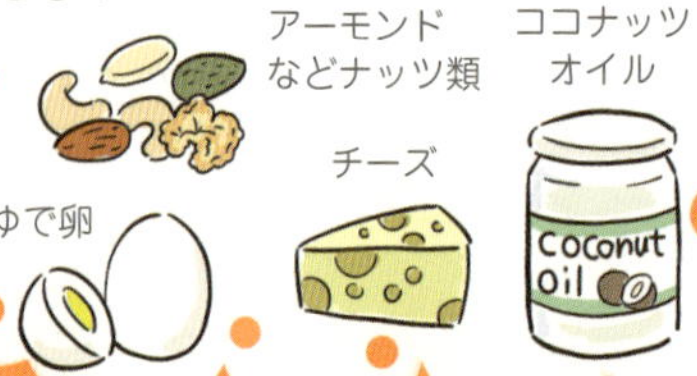
アーモンドなどナッツ類
ココナッツオイル
チーズ
ゆで卵
coconut oil

夜食にぴったりカレー味たま

糖質を含まない良質のたんぱく質が脳を活性化する

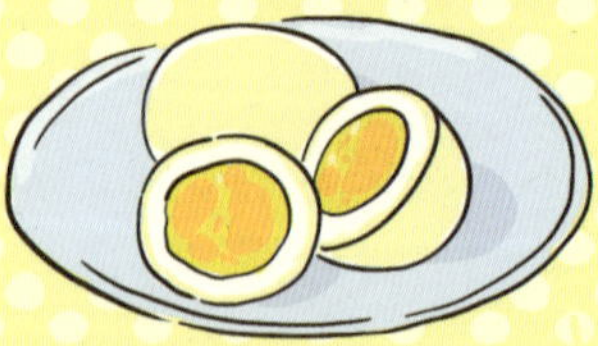

【材料】
- 卵…３個
- めんつゆ…100㎖
- 水…200㎖
- カレー粉…大さじ１〜２

【作り方】
①お湯を沸かして、卵をゆでます。
②鍋にめんつゆと水、カレー粉を入れてひと煮立ちさせます。
③ビニール袋に粗熱をとった②と殻をむいたゆで卵を入れます。
※冷蔵庫で１晩寝かせると味がしみます。

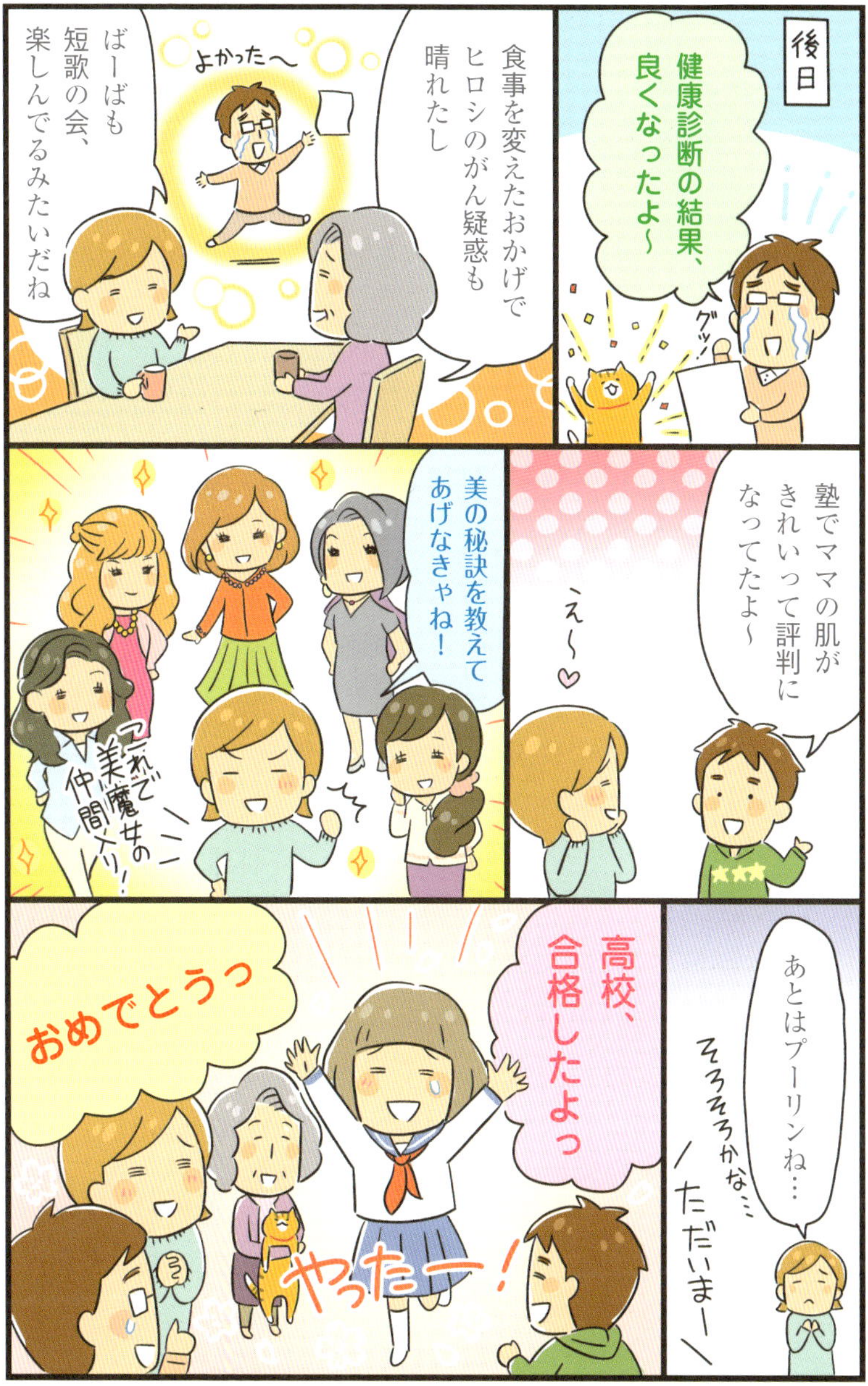
後日
健康診断の結果、良くなったよ～
グッ！
食事を変えたおかげでヒロシのがん疑惑も晴れたし
よかった～
ばーばも短歌の会、楽しんでるみたいだね
塾でママの肌がきれいって評判になってたよ～
え～
美の秘訣を教えてあげなきゃね！
これで美魔女の仲間入り！
あとはプーリンね…
そろそろかな…
ただいまー
高校、合格したよっ
おめでとうっ
やったー！

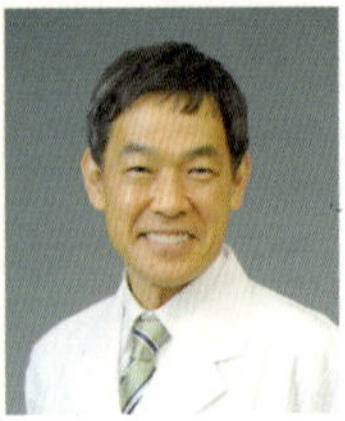

[監修] 白澤卓二（しらさわ たくじ）

医学博士・白澤抗加齢医学研究所 所長
お茶の水健康長寿クリニック 院長

1958年神奈川県生まれ。1982年千葉大学医学部卒業。1990年同大学院医学研究科博士課程修了。東京都老人総合研究所病理部門研究員、同神経生理部門室長、分子老化研究グループリーダー、老化ゲノムバイオマーカー研究チームリーダーを経て、2007年より2015年まで順天堂大学大学院医学研究科・加齢制御医学講座教授を務めた。専門は寿命制御遺伝子の分子遺伝学、アルツハイマー病の分子生物学など。日本ファンクショナルダイエット協会理事長、米国ミシガン大学医学部神経学客員教授などを務める。著書に『100歳までボケない101の方法』（文春新書）、『アルツハイマー病が革命的に改善する33の方法』（飛鳥新社）、訳書に『アルツハイマー病　真実と終焉』（ソシム）など300冊を超え、ベストセラー多数。

［参考文献］

医者が教える最強の食事術　白澤卓二監修（宝島社）
アルツハイマー病が革命的に改善する33の方法　白澤卓二著（飛鳥新社）
図解 名医が教える病気にならない最強の食事術　がん、心疾患、脳卒中、認知症、肥満は自分で防ぐ！
白澤卓二監修（扶桑社）
アルツハイマー病 真実と終焉　デール・ブレデセン著　白澤卓二監修（ソシム）
名医がすすめる！老けない最強の食べ方　白澤卓二監修（笠倉出版社）
Dr. 白澤の頭は1日でよくなるケトン食でできる子に　白澤卓二著（主婦の友社）
白澤教授の働く男の外食術　太らない・疲れない・アンチエイジング　白澤卓二著（中央法規出版）
100歳までボケない 朝一番の簡単スープ　白澤卓二著（徳間書店）
白澤教授が選んだ、病気にならない食べ物バイブル　白澤 卓二著（扶桑社新書）
決定版 食べ合わせの天国と地獄　白澤卓二監修（アントレックス）　他

イラスト　ねこまき（にゃんとまた旅）
装丁デザイン　宮下ヨシヲ（サイフォン グラフィカ）
本文デザイン　渡辺靖子（リベラル社）
編集　堀友香・山田吉之・高清水純（リベラル社）
編集協力　宇野真梨子・鈴木ひろみ・河合ひろみ
編集人　伊藤光恵（リベラル社）
営業　榎正樹（リベラル社）

編集部　上島俊秀
営業部　津村卓・津田滋春・廣田修・青木ちはる・澤順二・大野勝司

クスリごはん　老けない食材とレシピ

2019年3月28日　初版

編　集　リベラル社
発行者　隅田　直樹
発行所　株式会社 リベラル社
〒460-0008　名古屋市中区栄3-7-9　新鏡栄ビル8F
TEL 052-261-9101　FAX 052-261-9134　http://liberalsya.com
発　売　株式会社 星雲社
〒112-0005 東京都文京区水道1-3-30
TEL 03-3868-3275

　ISBN978-4-434-25809-1
落丁・乱丁本は送料弊社負担にてお取り替え致します。

リベラル社の本　BOOKS

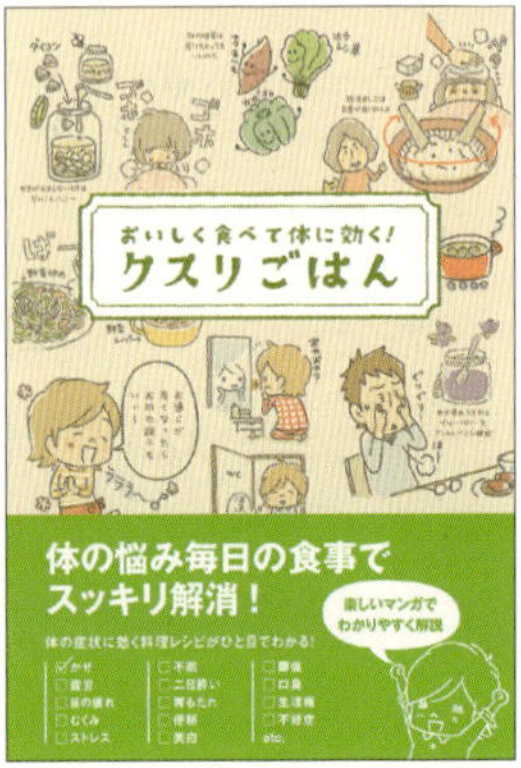

おいしく食べて体に効く！
クスリごはん

かぜ・便秘・ストレス・肌荒れなど、暮らしの中でかかりやすい体の症状に効くレシピが満載。冷蔵庫にある食材で簡単に作れます。おうちの《常備薬》として一家に一冊どうぞ。

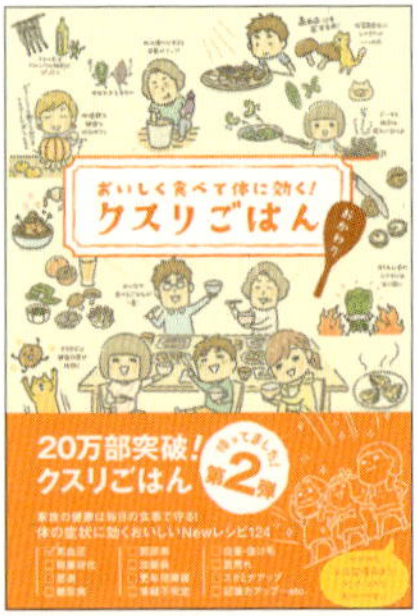

おいしく食べて体に効く！
クスリごはん　おかわり

「クスリごはん」から数年後のケロミー家には、身近な不調に加え、生活習慣病など新たな症状の悩みが…。心と体の悩みに効く食材とレシピを紹介。

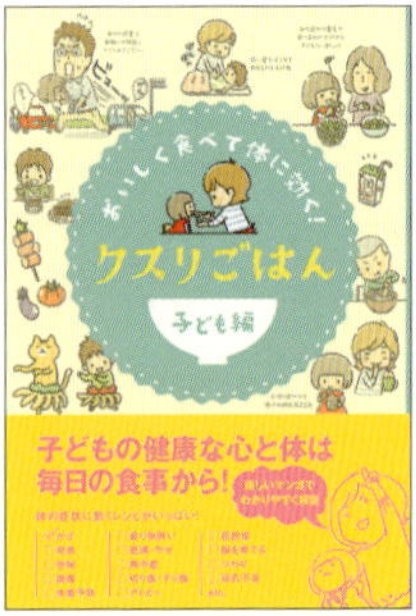

おいしく食べて体に効く！
クスリごはん　子ども編

発熱・便秘・熱中症など、5ヵ月～6歳の子どもがかかりやすい症状に効く食材とレシピが満載。妊娠・授乳中に気をつけたい食べものも紹介。

すべて　B6判／192ページ／1,100円＋税